实用手术室管理手册

（第2版）

主　编　马育璇

副主编　吴　敏　罗桂元　周　芳

编　者　（以姓氏笔画为序）

丁丽英　韦南茉　邓月梅　朱映霞

苏月蕉　杨　云　杨　兵　杨秀霞

余小曼　陈育贞　陈柳云　陈洁春

耿熹洁　黄柳芳　梁敏妮　曾庆兵

曾盈盈　谢　洁　廖冰野

科学出版社

北京

内 容 简 介

　　本书共分七章，全面介绍了手术室护理工作制度、手术室岗位工作职责、手术室护士基本操作流程、手术室应急处理流程、手术室护士的准入与培训管理、手术室专科知识问答、手术室重点问题释疑等内容。第2版基本延续了上一版编排体例，内容上整体性与连贯性更加完善，同时结合了国家等级医院评审标准和医院管理标准的要求，在手术安全目标和护理质量改进问题上做了相关的修订和补充，还增加了护士专科培训方案及手术室各阶层护士的准入、培训与评估标准，达芬奇机器人手术的相关知识。

　　本书适用于各级医院手术护理人员。

图书在版编目（CIP）数据

实用手术室管理手册 / 马育璇主编. —2 版. —北京：科学出版社，2017.7
ISBN 978-7-03-053865-9

Ⅰ. 实… Ⅱ. ①马… Ⅲ. ①手术室-管理-手册 Ⅳ. ①R612-62

中国版本图书馆 CIP 数据核字（2017）第 141443 号

责任编辑：郝文娜 / 责任校对：何艳萍
责任印制：赵 博 / 封面设计：吴朝洪

科 学 出 版 社 出版

北京东黄城根北街 16 号
邮政编码：100717
http://www.sciencep.com

天津市新科印刷有限公司 印刷

科学出版社发行 各地新华书店经销

*

2014 年 4 月第 一 版 开本：720×1000 1/16
2017 年 7 月第 二 版 印张：9 1/4
2018 年 7 月第二次印刷 字数：170 000

定价：**39.00** 元

（如有印装质量问题，我社负责调换）

前　言

　　随着临床医学的迅猛发展，手术领域的内涵逐渐扩大。手术的范围、手术精准度、手术节奏及手术体位都发生了很大变化，这对手术室护理人员提出了很高要求和更高标准。手术室管理是否严谨、规范，手术室护理人员工作是否到位是决定手术科室能否高效顺利完成手术重要的一环。

　　本书由临床手术室工作管理者与专科护理人员根据临床实践经验而编写，重点介绍手术室管理制度、管理标准、规范的操作流程等内容。首版于 2014 年问世，以提高手术室的管理理念及管理水平为目的，通过对实践中存在问题的分析，改进优化了手术室管理流程，规范了各项工作制度，从而实现了质量控制操作标准化、培训规范化等目标，为手术室管理提供了相对的专业标准。

　　此次再版，基本延续了上一版编排体例，内容上整体性与连贯性更加完善，同时结合了国家等级医院评审标准和医院管理标准的要求，在手术安全目标和护理质量改进问题上做了相关的修订和补充。另外，还增加了护士专科培训方案及手术室各阶层护士的准入、培训与评估标准，并增加了达芬奇机器人手术的相关知识。这些改进使得本书在对于指导手术室护理管理及操作方面更加具有全面、规范、具体和实用的价值。

　　本书的修订得到多家单位的同仁帮助，在此一并表示感谢，同时由于时间与水平有限，新版中如有疏漏与不当之处，恳请各位专家和同仁不吝赐教。

马育璇

2017 年 3 月

目 录

第一章 手术室护理工作制度 ……………………………………………… 1

第一节 手术室查对制度 …………………………………………………… 1

一、患者查对制度 …………………………………………………………… 1

二、手术台上用物核对制度 ………………………………………………… 2

三、输血查对制度 …………………………………………………………… 3

四、手术室病理标本留检制度 ……………………………………………… 4

五、手术室病理标本送检制度 ……………………………………………… 4

六、手术室药品使用制度 …………………………………………………… 4

七、手术室药品管理制度 …………………………………………………… 5

第二节 手术室护士值班制度 ……………………………………………… 5

第三节 手术室交接班制度 ………………………………………………… 5

第四节 手术室急诊手术处理制度 ………………………………………… 6

第五节 手术室危重患者抢救护理制度 …………………………………… 6

第六节 手术室急救物品管理制度 ………………………………………… 7

第七节 手术室借物制度 …………………………………………………… 7

第八节 手术室控感管理制度 ……………………………………………… 8

一、手术室出入制度 ………………………………………………………… 8

二、手术室参观制度 ………………………………………………………… 8

三、手术室无菌物品的管理制度 …………………………………………… 9

四、灭菌物品的储存制度 …………………………………………………… 9

五、手术器材处理制度 ……………………………………………………… 9

六、预防性抗生素使用制度 ………………………………………………… 10

七、医务人员预防感染制度 ………………………………………………… 10

八、环境控制感染管理制度 ………………………………………………… 10

九、感染手术隔离制度 ……………………………………………………… 11

十、监测记录制度 …………………………………………………………… 12

第九节 手术室物品器材管理制度 ………………………………………… 12

第十节 医疗植入物管理制度 ……………………………………………… 12

第十一节 护理安全（不良）事件报告制度 ……………………………… 13

第十二节　手术室应急预案 ……………………………………… 13

　　一、输血、输液反应处理制度 ………………………………… 13

　　二、手术患者压疮评估制度 …………………………………… 14

　　三、手术患者防坠床、跌倒制度 ……………………………… 14

　　四、烫伤、烧伤的处理 ………………………………………… 15

　　五、压迫伤的处理 ……………………………………………… 15

　　六、火灾应急处理 ……………………………………………… 15

　　七、停电应急处理 ……………………………………………… 15

　　八、停水处理 …………………………………………………… 15

　　九、其他故障处理 ……………………………………………… 15

第十三节　治安防火制度 …………………………………………… 16

第十四节　手术室护理文件管理制度 ……………………………… 16

第十五节　手术室请假制度 ………………………………………… 16

第十六节　手术室护理论文、科研管理制度 ……………………… 17

第十七节　手术室护士培训制度 …………………………………… 17

第十八节　放射防护制度 …………………………………………… 18

第十九节　医用气体安全管理制度 ………………………………… 18

第二十节　医疗废物管理制度 ……………………………………… 18

第二章　手术室岗位工作职责 ……………………………………… 20

　　一、手术室科护士长工作职责 ………………………………… 20

　　二、手术室区护士长工作职责 ………………………………… 20

　　三、手术室专科组长职责 ……………………………………… 21

　　四、手术室主班护士工作职责 ………………………………… 22

　　五、夜班护士工作职责 ………………………………………… 22

　　六、副班护士工作职责 ………………………………………… 23

　　七、仪器班护士工作职责 ……………………………………… 23

　　八、器械护士工作职责 ………………………………………… 24

　　九、巡回护士工作职责 ………………………………………… 25

　　十、手术室辅助护士工作职责 ………………………………… 26

　　十一、手术室护士工作职责 …………………………………… 27

　　十二、手术室护师工作职责 …………………………………… 27

　　十三、手术室主管护师工作职责 ……………………………… 28

　　十四、手术室质量与安全小组的职责 ………………………… 28

　　十五、房长岗位职责 …………………………………………… 28

　　十六、手术室岗位职责 ………………………………………… 29

　　十七、手术室带教老师职责 …………………………………… 29

　　十八、手术室工程人员工作职责 ……………………………… 29

第三章　手术室护士基本操作流程 ·································· 31
　　第一节　巡回护士基本操作流程 ································· 31
　　第二节　洗手护士基本操作流程 ································· 32
　　第三节　甲状腺手术体位的摆置流程 ··························· 33
　　第四节　侧卧位（肾手术体位）的摆置流程 ····················· 34
　　第五节　截石位的摆置流程 ···································· 36
　　第六节　俯卧位的摆置流程 ···································· 37
　　第七节　手术室静脉输液流程 ·································· 37
　　第八节　无菌技术操作流程 ···································· 39
　　第九节　患者身份确认及接入手术间流程 ······················· 40
　　第十节　手术室急诊手术处理流程 ····························· 41
　　第十一节　病理标本留置流程 ·································· 41
　　第十二节　标本送检流程 ······································ 42
　　第十三节　医嘱核对与处理流程 ································· 42
　　第十四节　手术室抗肿瘤药物配制防护 ························· 43
　　第十五节　电刀使用流程 ······································ 44
　　第十六节　超声刀操作流程 ···································· 44
　　第十七节　患者离开手术室前交接流程 ························· 46

第四章　手术室应急处理流程 ······································ 48
　　第一节　输血、输液反应处理流程 ····························· 48
　　第二节　批量伤员处理流程 ···································· 49
　　第三节　手术患者坠床、跌倒应急流程 ························· 50
　　第四节　手术患者发生电灼伤、烫伤的应急处理 ················· 50
　　第五节　手术室应对火灾的应急流程 ··························· 51
　　第六节　手术室设备故障处理流程 ····························· 52
　　第七节　手术物品清点误差处理程序 ··························· 53
　　第八节　手术患者休克应急处理流程 ··························· 53
　　第九节　手术患者呼吸、心搏骤停的应急流程 ··················· 54
　　第十节　急性左心衰竭的抢救流程 ····························· 55
　　第十一节　职业暴露处理流程 ·································· 55

第五章　手术室护士的准入与培训管理 ······························ 57
　　第一节　手术室试用期护士综合评价表 ························· 57
　　第二节　手术室洗手护士独立工作能力评价表 ··················· 58
　　第三节　手术室巡回护士独立工作能力评价表 ··················· 58

第四节　手术室夜班护士资格准入评价表 …………………………………… 59

第五节　各级别护士核心能力培训 …………………………………………… 59

　　一、N0 级：试用期护士（入职 3 个月内）培训内容 …………………… 59

　　二、N0 级：试用期护士（助理护士）培训内容 ………………………… 61

　　三、N1 级：手术室护理师岗前培训内容 ………………………………… 62

　　四、N2 级：手术室护理师培训内容 ……………………………………… 63

　　五、N3 级：手术室主管护理师培训内容 ………………………………… 64

　　六、N4 级：手术室副主任护理师培训内容 ……………………………… 66

第六节　手术室护士专科培训方案及评估 …………………………………… 67

　　一、神经科专科业务评估表 ……………………………………………… 67

　　二、耳鼻喉科专科业务评估表 …………………………………………… 68

　　三、口腔、眼科专科业务评估表 ………………………………………… 70

　　四、心脏外科专科业务培训评估表 ……………………………………… 71

　　五、胸科专科业务评估表 ………………………………………………… 72

　　六、普外科专科业务培训评估表 ………………………………………… 73

　　七、达芬奇机器人手术、器官移植手术专科业务培训评估表 ………… 74

　　八、泌尿专科业务评估表 ………………………………………………… 75

　　九、骨科专科业务培训评估表 …………………………………………… 77

　　十、显微创伤外科专科业务培训评估表 ………………………………… 78

　　十一、小儿外科、整形外科专科业务培训评估表 ……………………… 79

　　十二、妇科专科业务培训评估表 ………………………………………… 80

第六章　手术室专科知识问答 ……………………………………………………… 82

第一节　神经外科知识问答 …………………………………………………… 82

第二节　眼科知识问答 ………………………………………………………… 84

第三节　耳鼻喉科知识问答 …………………………………………………… 85

第四节　口腔科知识问答 ……………………………………………………… 88

第五节　心胸外科知识问答 …………………………………………………… 89

第六节　普通外科知识问答 …………………………………………………… 93

第七节　泌尿外科知识问答 …………………………………………………… 96

第八节　骨科知识问答 ………………………………………………………… 99

第九节　微创外科知识问答 …………………………………………………… 101

第十节　妇产科知识问答 ……………………………………………………… 104

第十一节　达芬奇机器人知识问答 …………………………………………… 106

第十二节　显微整形外科知识问答 …………………………………………… 107

第十三节　麻醉知识问答 ……………………………………………………… 107

第十四节　消毒隔离知识问答 ………………………………………………… 109

　　第十五节　基础知识问答···114

第七章　手术室重点问题释疑···119

附录···133

　　附录1　手术安全核查表···133
　　附录2　手术室护士职责审核评分标准···135
　　附录3　手术室护士职责审核表···136

第一节　手术室查对制度

一、患者查对制度

（一）手术患者身份确认制度

1. 手术患者必须佩戴手腕带。

2. 手腕带信息应与入院记录单、手术通知单上完全吻合，方可接入手术间。

3. 未佩戴手腕带或手腕带信息与入院记录单、手术通知单上不吻合的，需与病区进一步沟通。

4. 小儿、意识不清、语言交流障碍、危急重症患者及无法向医务人员陈述的患者，必须由患者家属或陪同人员陈述患者身份；无名氏患者必须由陪同医护人员陈述患者身份。

（二）接患者查对

1. 患者身份查对　患者入室交接时，查对患者入院记录单的姓名、住院号、科室与手腕带信息是否一致，查对科室、患者姓名、性别、住院号、手术名称、手术部位、手术房号与手术通知单是否相符。

2. 医嘱查对　查对医嘱，核实带入物品如影像资料、药品是否齐全，查看血型单。

3. 手术时间的确认　查对手术时间是否与手术通知单或手术室安排的时间一致（手术台序），如有疑问应及时核实。

（三）术前查对

1. 患者静脉穿刺前，巡回护士再次核对患者身份、手术部位、手术方式，带入的物品、手术时间、麻醉方式，查对术前用药、药物过敏试验结果、传染病筛查结果及血型单，如发现问题应及时告知主刀医师并做好交接班工作。

2. 手术开始前执行（Time-Out）安全核查制度。

（四）手术安全核对制度

1. 麻醉实施前，由麻醉医师主持，核对内容包括患者身份（姓名、性别、年龄、住院号），手术方式，知情同意情况，手术部位与标识，麻醉设备安全检查，皮肤是否完整，术野皮肤准备，静脉通道建立情况，患者过敏史，抗菌药物皮试结果，术前备血情况，假体，植入物，影像学资料等；患者自述姓名、性别、年龄、住院科室等内容必须与患者病历和腕带信息一致；由麻醉医师、手术医师和巡回护士三方共同核对，并签字确认。

2. 手术开始前，由手术医师主持，核对内容包括患者身份（姓名、性别、年龄）手术方式，手术部位与标识，并确认风险预警（预计手术时间，预计失血量，手术关注点，麻醉关注点，物品灭菌，仪器设备，围术期特殊备药，是否需要相关影像学资料）等；手术物品准备情况的核查由巡回护士执行并向手术医师和麻醉医师报告；由手术医师、麻醉医师和巡回护士三方共同核对，并签字确认。

3. 患者离开手术室前，由巡回护士与主管医师交接，交接内容包括：患者术后皮肤情况、补液情况、影像资料、术中用剩物品、病历，其余按《手术安全核查表》执行并签名确认。

二、手术台上用物核对制度

1. 时机

（1）手术开始前。

（2）关闭体腔前。

（3）术毕患者离开手术间前。

2. 内容　台上所有用物。检查螺丝、螺帽、器械的外观有无缺损，详细记录并签名。

3. 方法　两人核对并重复清点两次。

（1）洗手护士和巡回护士（其中一人必须是本院持有护士执业资格证的护士）应在术前、关闭体腔前及患者离开手术间前三次清点核对手术器械、敷料、缝针等所有台上用物，注意检查螺丝等器械的配件和敷料的完整性，并记录签名。可拆卸的器械要注意分开计数，以免数目混乱。如无洗手护士，则由巡回护士与手术医师清点核对。

（2）所有手术，无论大小，每次清点均需将台上全部用物重复清点两遍。术中如有增减由洗手护士与巡回护士共同清点核对，并及时在登记本上做好记录。

（3）禁止将手术台上大纱布裁剪成小纱布使用。

（4）台上所有用物不得擅自带出手术间，术中如有器械掉落，应及时告知巡回护士找回。

（5）患者带入手术间的创口敷料、绷带及消毒用的纱条应于手术开始前清空，深部手术如需填入纱布应在护理记录上注明。

（6）两份仪器或同一患者不同部位同时开始的手术，器械、敷料要分开清点核对。

（7）中途换人，双方应当面交清器械、敷料等物品，直到台上用物清点无误后方可离开，否则不得交接班。

（8）术中使用过的吻合器钉座，必须经主刀医师确认完整无误后方可丢弃。

（9）台上用物第二次清点无误后才能缝合伤口，第三次清点无误后患者方可出手术室。术中如有数目不清，应及时告知术者，台上台下认真寻找未果时，须经过X线摄片确认无物品遗留患者体腔后，由当事人（护士）书写经过并与主刀医师（本院医师）共同签名确认，必要时上报医务科备案，资料妥善保管。

（10）点数本不得随意涂改。

三、输血查对制度

1. 麻醉医师开出输血处方，巡回护士核对血型、房号、血量、患者姓名、科室、性别、年龄、住院号，无误后送交血库（使用电子取血系统时，麻醉医师在电子病历系统开具输血处方，直接发送到血库）。

2. 取血时核对血量与血库的发血量是否一致并签名。

3. 血液自血库取出后切勿振荡、加温，勿放于低温冰箱或高温的水中，在室温放置时间不宜过长。

4. 检查血液的采血日期，血袋有无裂痕、外渗，血液外观质量，确认无血块后方可使用。

5. 输血前由两名医护人员核对入院记录、交叉配血报告单与血型报告单上的患者姓名、性别、年龄、科室、住院号及血型是否相符（两人必须是本院持有护士执业资格证的医务人员），再核对血袋标签上编号、血型与交叉配血报告单是否相符，两人签名后方可执行。如有问题应立即电话咨询血库。

6. 输血前后输不同供血者的血液时，需用静脉用的生理盐水冲管。

7. 输血时严格执行无菌操作，防止剪穿或刺穿血袋污染血液。

8. 完成输血操作后再次核对。

9. 输血期间，观察患者有无输血反应。

10. 输血完毕，保留血袋，集中后统一送血库处理（至少保存24小时）。

四、手术室病理标本留检制度

1. 手术台上切下的所有组织，洗手护士要问清楚主刀医师是否留送，没有洗手护士的手术则由巡回护士负责。

2. 手术结束后，首先按医师要求留送标本，再处理其他事情。

3. 单份病理组织，由洗手护士视组织大小选取合适的容器贴上标签，与另一名护士核对后留送。

4. 多份病理组织由巡回护士将贴好标签的标本瓶带入术间，术毕由主管医师逐一放入标本瓶，洗手护士再次核对患者姓名及标本后送到病理房。

5. 用 10%甲醛溶液固定标本，液量应超过标本体积的 1/3。

6. 术中注意保管细小组织，术毕用小标本瓶盛装留送，之后再次确认组织是否在瓶内。

7. 取容器时，必须查清容器上有无旧标签，以免混乱。

8. 术后在病理房标本登记本上做好记录并签名（两人核对）。

9. 将组织放置在指定的柜内后上锁，钥匙和其他用物归还原处。

10. 凡不需送检的病理组织放在指定位置，并标明"废弃组织"之后由医院统一处理。

五、手术室病理标本送检制度

1. 登录信息系统并逐一扫描所有送检标本的总包条码。

2. 核对系统信息是否与留检标本信息一致。

3. 打印汇总单。

4. 病理送检前，分别由负责清点标本的护士和工人再次核对汇总单与标本送检登记本、病理标本的信息是否相符。

5. 已送出的标本，负责标本清点的护士应在标本登记本上做好标记。

6. 未送出的标本需与主班护士做好交接记录。

7. 组织送出后，须有病理科的接收人员签名，送检过程中如有疑问应及时落实处理。

六、手术室药品使用制度

1. 手术患者带来的药品和术中所需的药物，必须严格按照医嘱执行，如有疑问或问题医嘱，必须再次核对确认，并由开立医嘱者签名后方可执行，剩余的药物交由手术医师带回病房，并做好护理记录。

2. 严禁使用医师自带的药品（没经过医院药房）。

3. 易过敏药物给药前应询问过敏史。

4. 向手术台上倒消毒液、盐水及药物时，巡回护士与洗手护士需共同核对。

5. 手术台上有两种以上（包括两种）药物时，须做好标记。

6. 输液瓶加药后需贴上标签，并注明患者姓名、药名、剂量及加药时间，两人核对后方可使用。

7. 注射液、溶剂须注明开启时间，超过 24 小时不得使用，去铝盖的静脉注射液超过 4 小时禁止使用。

8. 术野消毒液、过氧化氢溶液（双氧水）等必须注明开启日期，有效期为 1 个月，安尔碘有效期为 1 周。

七、手术室药品管理制度

1. 由护士长指定专人负责科室的药物领取。

2. 管药者需每天检查药品情况，并按计划领取。

3. 定期整理药柜，保持其清洁整齐，并按有效期先后顺序放置。定期清理变质、过期、标签模糊、包装破损的药品。

4. 易燃、易爆的药液上锁，外用药和静脉注射药应分开放置。

5. 麻醉或剧毒药品的管理由麻醉科专人负责。

第二节 手术室护士值班制度

1. 护士应按照排班表进行值班，不得随意自行换班。

2. 认真履行工作职责，遵守劳动纪律，坚守工作岗位，不擅自离岗。

3. 严格执行交接班制度，交班时巡查各通道、门窗和水电，注意治安防火安全，做好钥匙交接，术后注意关闭设备电源及术间电闸。

4. 节假日值班人员需每班清点贵重物品和特殊医疗器械并记录签名。

5. 值班护士认真履行科室管理工作，包括出入室管理、工人管理；严禁室内会客、私自使用电器及占用科室电话闲聊。

6. 合理安排工作（参考夜班工作职责），按手术轻重缓急合理调度安排。

第三节 手术室交接班制度

1. 护士长或主班护士在班，由护士长或主班护士根据情况安排交接班。

2. 必须按时交接班，接班者提前 15 分钟到岗，夜班、副班接班时与技工共同巡查各室电制、负压吸引器、空调关闭情况，检查各通道门户是否关闭，病理组织的份数等，并做好记录（详见夜班、副班工作职责）。

3. 交班者应尽量为下一班做好用物的准备。

4. 手术交接班时，其中一人必须是本院持有护士执业资格证的护士，如交班不清不得接班。

5. 交班者必须完成本班次的各项工作，并尽量为下一台手术或次日手术做好准备，按照手术交班指引做好各项交班，交班内容包括：①患者姓名，手术方式，手术体位，出入量，有无送取血单、特殊用物、贵重仪器；②术中患者情况（皮肤状况，止血带、电灼机的使用情况）；③手术间固定物品是否齐全；④次日手术体位物品准备情况（详见交班本）。

6. 认真做好交接班，在接班过程中如有疑问应立即当面问清。交班时发生的问题由交班者负责，接班后发生的问题由接班者负责。

7. 交班记录要求字迹整齐、清晰，进修护士或实习护生填写护理记录时，需有带教老师签名。

第四节　手术室急诊手术处理制度

1. 常设急诊手术台 2 张。

2. 如遇多台急诊手术，由医师按病情的轻重缓急，协商使用。

3. 如遇急诊台被另一个急诊手术占用，则安排在该区择期手术之前。如该区无手术，则由手术室酌情安排。

4. 手术室接诊护士应询问患者具体情况，包括年龄、病情、麻醉方式、手术方式、禁食情况、患者检查结果及主刀医师姓名、联系方式并做好登记。

5. 护士长或主班护士应根据情况协调安排急诊手术时间。

6. 准备手术用物。

第五节　手术室危重患者抢救护理制度

1. 病情危重需抢救者，必须由医护人员护送入手术室。

2. 医务人员应保持严肃、认真、积极而有序的工作态度，分秒必争，抢救患者。

3. 手术室护士与护送人员认真做好交接班，包括药品、输血输液、引流管、止血带等。

4. 一切抢救物品、器材必须完备，专人管理，定位放置，定量储存，每天检查，班班交班，急救器材不准挪动及外借。使用过的急救器械，日间由仪器班负责补充（节假日除外），晚间由主班护士负责补充。

5. 当患者出现生命危险时，应积极主动配合麻醉医师和手术医师进行抢救、输液、输血、给药等，并做好相应的记录，如出现人员不足应及时向值班护士长或主班护士报告进行调配。

6. 及时、正确执行医嘱。医师下达口头医嘱时，护士应当复述一遍，在执行时两人核对，抢救结束后，所用药品的安瓿必须暂时保留，经两人核对记录后方可丢弃，事后应准确记录（提醒医师立即据实补记医嘱）。

7. 对病情变化、抢救经过应详细记录，因抢救患者未能及时书写病历的，抢救结束后及时补记。

8. 做好记录及药品、器械的清理消毒工作，及时补充抢救物品，并使抢救仪器处于备用状态。

9. 严格执行两人核对制度。

10. 接获的口头或电话通知的"危急值"或其他重要的检验（包括医技科室其他检查）结果时，接获者必须规范、完整地记录检验结果和报告者的姓名与电话，进行确认后方可提供给医师使用。

第六节　手术室急救物品管理制度

1. 急救物品（气管切开包、心脏按摩包）应由专人管理，定位放置、定量储存。

2. 每天检查，班班交班。

3. 急救物品不得挪动及外借。

4. 使用过的急救物品，仪器班在班时，由仪器班补充，晚间及节假日由主班护士负责检查补充。

第七节　手术室借物制度

1. 急救物品不得外借。

2. 精细仪器及贵重物品外借时须经科护士长同意。

3. 借物必须填写借物本，并注明外借物品名称、规格、数量、外借的日期、区别、借物人（本院医师）及经手人（白天由仪器班负责），并由仪器班护士负责督促经手人及时追回外借物品。

4. 外借物品交还时必须当面清点、认真检查，发现损坏或遗失需办理报销或赔偿手续，及时撤销借条或由收物人在借物本上签收。

5. 凡固定急诊仪器借出后收回应由收物人清洗打包送消毒。其他借出物品，无论用否都须重新消毒方可再次使用。

6. 院外单位借物须有单位证明，经医务处、控感科批准并得到科护士长同意方能外借。

7. 借出物品如是一次性损耗品，借出时需经手术室收费。

8. 外借物品归还后须注明"外借物品"，并按标准预防原则送供应室处理。

第八节 手术室控感管理制度

一、手术室出入制度

1. 非手术人员不得入室。

2. 入室必须换鞋、更衣，戴口罩和帽子，着装符合手术室要求。

3. 手术医师入室应领取更衣柜钥匙，并做好登记。

4. 实习学生、进修医师须持入室牌才能进入手术室，并只能在指定手术间参观。

5. 临时外出者，需穿外出隔离衣、更换外出鞋。

6. 离开手术室前，须将口罩、帽子、衣裤、鞋套放在指定的位置。

7. 病区医师不得携带或穿着病房的白大衣进入手术室。

8. 与手术无关的私人物品不得带入手术间（笔记本电脑、手机、书本、报纸、杂志等）。

二、手术室参观制度

1. 参观人员应遵守手术室出入制度（详见手术室出入室制度）。

2. 外来参观者，须持其单位介绍信及本院术科主任签写的手术参观同意书，再经医务科与手术室商量，批准后方可入室参观。

3. 进修生、实习人员只允许参观所进修专科的手术，每台参观人数不超过3人。

4. 非术科工作人员不得擅自进入手术室。

5. 带教老师术前必须与手术室联系，并将见习生人数及要参观的手术名称告知手术室排班护士长，经手术室同意后方可带领见习生进入手术室。

6. 非术科的研究生进入手术室采集标本，须与手术医师及手术室联系，外院研究生还须与医务科联系，征得同意后方可按指定时间进入手术室。

7. 参观手术时要佩戴手术室发放的参观胸卡，遵守手术室各项制度，在指定的手术间内观看，不得随意走动，未经同意不得拍照，如有违反，手术室护士有权监督处理。

8. 参观时如不慎碰到无菌区，要及时告知术者或护士，以便及时处理。

9. 术中如需拍照、采访，必须有上级党委办公室证明，并与手术室科护士长协商，经批准后才能进入手术室。

三、手术室无菌物品的管理制度

1. 术中使用的一次性物品和患者植入物由医院设备科统一订购，手术室统一按计划领用，医师或供应商不得随意将其带入手术室使用。

2. 根据手术量及产品消耗量按计划进货，杜绝一次性物品积压等浪费现象。

3. 无菌物品与非无菌物品不得混放。

4. 使用无菌物品前，检查物品有效期、灭菌效果、包装有无破损。

5. 术中使用的所有植入性物品开启前应严格执行两人查对制度，使用后应做好护理记录。

6. 一次性物品严禁重复使用，使用后按医疗废物处理规范处理。

7. 手术台上已被污染或疑似污染的物品须重新灭菌方可使用。

四、灭菌物品的储存制度

1. 灭菌物品应存放于洁净区的专柜，分类、分架存放，标识醒目；灭菌物品要注明有效期，并按灭菌日期先后顺序放置和使用。

2. 载物架距地面高度应为 20～25cm，离墙 5～10cm，距天花板 50cm。每周用消毒液清洗储物柜一次。

3. 存放无菌物品的标准环境：温度 24℃以下、相对湿度＜70%、换气次数 4～10 次/小时，保持相对正压。

4. 一次性无菌物品应去除外包装后，再放入无菌物品存放区。

5. 进入灭菌物品的储存区要戴口罩，接触无菌物品前应洗手或进行手消毒。

五、手术器材处理制度

1. 使用后的器械要分类处理。

2. 使用过的物品，如钉座、钉仓等应作为医疗垃圾处理，不得擅自带出手术室。如作教学用，必须征得护士长同意，并需做相应记录备案。

3. 患者体内取出的内固定物，不允许带出手术室，如作教学用，必须征得护士长同意并做好相应记录。

4. 台上的所有器械，术后放在指定位置。精细仪器当面与供应室护士交接。感染手术台上使用的医疗器械，手术结束后，放入硬质器械盒密封，并注明"特殊感染"标识，送消毒供应中心处理。

5. 使用后的一次性吸瓶、吸管、输液管、输血管、注射器、引流袋按医疗废物处理规范处理。

六、预防性抗生素使用制度

1. 按规定 I 类切口手术，术前禁用抗生素。但有植入物的手术除外。

2. 需用抗生素的患者，使用时间为术前 0.5 ~ 2 小时。

3. 使用第 2 剂抗生素时必须按相关规定执行，如手术时间大于 3 小时，出血量大于 1500ml 等。

七、医务人员预防感染制度

1. 严格遵守无菌操作技术要求，注射操作前后要洗手，戴好口罩、帽子。

2. 穿好无菌手术衣后不允许走出手术间。

3. 接触患者体液、血液及传染病患者时要戴检查手套。

4. 术中如发现手套破损，应立即更换。

5. 接触特殊感染患者应按特殊感染手术处理。

6. 发生职业暴露，首先按职业暴露制度应急处理，之后报告护士长备案，视情节轻重做相应处理。

八、环境控制感染管理制度

1. 手术室卫生工作均应采用湿式清扫。

2. 限制区走廊用 250mg/L 有效氯消毒液清洁，1 次/天。

3. 每台手术后用 500mg/L 有效氯消毒液对手术间进行初步清洁。

4. 每天手术结束后，对手术间进行终末处理。

5. 每周进行大清扫，用 250mg/L 有效氯消毒液擦拭手术间的无影灯、墙壁、门窗、室内物面及手术间地板。

6. 无菌间、手术间、辅助房间及室外的地拖、地桶应严格区分，标识清晰。

7. 洁净手术间每周清洗过滤网一次，地板每 3 ~ 6 个月打蜡一次。

8. 接送患者的车床床单，每人一换。

9. 无菌物品运载车每天擦拭，运输途中加防护罩。

10. 所有进入限制区的物品、设备应拆除外包装、擦拭干净方可推入。

11. 拖鞋每天清洗一次，鞋柜每周擦拭一次。

九、感染手术隔离制度

1. 感染手术应在手术通知单上注明。

2. 感染手术安排在负压手术间或靠近手术室入口的手术间。

3. 有严重感染、传染性疾病的患者严格执行消毒隔离措施，手术间门口挂警示牌作隔离标识，特殊感染患者管理详见特殊感染手术处理。

4. 感染手术术后器械、用物按规定处理，尽可能使用一次性敷料。

5. 特殊感染手术处理

（1）选择靠近手术室入口的隔离手术间内进行，手术间挂"隔离手术"标识。

（2）手术人员应穿防渗透性隔离衣，戴口罩、防护面罩或防护眼镜、戴双层手套，穿隔离鞋，进入手术间的人员不得随意出室；室内、室外各安排巡回护士；术中未确定使用的物品放置在室外，需要时由室外巡回护士传递给室内巡回护士；禁止参观手术；有皮肤破损的医务人员应避免参加手术。

（3）术前将手术间内暂不用的物品搬出室外，不能移动的物品用布单遮盖，以减少污染。

（4）使用的一次性物品用后装入防渗漏双层黄色医疗垃圾袋，并标注"传染性污物"，进行集中处理；病理性废物用双层黄色病理性废物袋包装，并注明"特殊感染"标识。

（5）台上使用的医疗器械，手术结束后放入硬质器械盒密封，并注明"特殊感染"标识，送消毒供应中心处理。

（6）患者的分泌物、排泄物用 1000～2500mg/L 含氯消毒剂混合放置 2 小时后排放。

（7）疑似朊毒体感染的患者，术后可重复使用的器械、器具及物品浸泡于 1mol/L NaOH 溶液内 60 分钟，再按以上处理标准处理。压力蒸汽灭菌应选用 134～138℃，18 分钟（或者 132℃ 30 分钟或 120℃ 60 分钟）处理。

（8）手术间的环境消毒：手术间空气消毒可选用过氧乙酸熏蒸（15%～18%的过氧乙酸原液，1ml/m³、稀释 1 倍后煮沸至液体蒸发完毕为止），封闭 24 小时后，对手术间进行清洁（包括物面）。熏蒸过程中密切观察，注意安全。

（9）手术人员离开手术间前，用 250mg/L 含氯消毒剂浸泡双手，脱去污染衣物，在门口换清洁鞋后，从外走廊离开。如需参加接台手术，必须进行沐浴、更衣。

十、监测记录制度

1. 紫外线灯管强度每季监测一次，并记录（灯管照射强度不应低于 $70\mu W/cm^2$ ）。

2. 空气、一次性物品、灭菌物品每月细菌培养一次，并记录。

3. 每月监测工作人员外科洗手效果一次，并记录。

4. 定期监测含氯消毒液浓度。

第九节　手术室物品器材管理制度

1. 护士长负责科室物品、器材的领取，保管，报废工作，分类保管，定期检查并建立账目，做到账物相符。

2. 管理人员要定期清点，如有不符，及时查明原因，并补充物品的基数，贵重器械设专柜上锁保管，每班交接。

3. 注意各类物品的保养，如精密仪器和贵重仪器应由专人保管、专人负责，定期检查物品的性能，及时维修，并做好使用登记。

4. 电刀、超声刀等常用设备每天常规进行性能检测，并做好维修保养工作。

5. 医师自带物品严禁用于手术，如有自带物品应及时报告护士长。

6. 使用一次性物品或无菌物品按照《手术室无菌物品的使用和管理制度》执行。

第十节　医疗植入物管理制度

1. 所有植入物均需审核批准、备案，再经收费管理科申请收费编码后方可使用。

2. 需用植入物的手术，主管医师须在前一天通知供应商送器械。

3. 供应商配送的植入物及器械须经设备科检查、校对并签收后方可送入供应室（已灭菌的送手术室）。

4. 接收植入物器械的工作人员要将器械的份数、用于什么手术、主管医师姓名、患者姓名、厂家一一登记清楚。

5. 每一台植入物器械须经供应室做生物监测合格后方可送回手术室使用。

6. 每台手术使用的植入物，巡回护士要按护理记录要求做好登记，以便追溯。

第十一节　护理安全（不良）事件报告制度

1. 在护理活动中必须严格遵守医疗卫生管理法律法规、部门规章和诊疗规范，恪守职业道德。

2. 有防范缺陷、事故的应急预案。

3. 建立护理安全（不良）事件登记本，及时据实登记。

4. 发生不良事件后，要立即上报值班医师、护士长，积极采取补救措施，尽量减少或消除由此造成的不良后果。

5. 发生护理不良事件后，有关的记录、标本、检验结果及相关药品、器械均应妥善保管，不得擅自涂改、销毁。

6. 发生不良事件时当事人应立即报告护士长和科室领导，由区护士长当天报科护士长，科护士长上报护理部，并上交书面报告。必要时立即上报医务科。

7. 科室应认真填写护理缺陷报告表，由当事人如实记录事件发生的经过、原因、后果及本人对缺陷的认识。护士长应及时展开调查研究，组织科内讨论，区护士长将讨论结果呈交科护士长，科护士长将处理意见及报表送交护理部。

8. 对发生的护理不良事件，应组织相关鉴定委员会进行讨论，提交处理意见，并做好有关善后工作。

9. 定期对科室的护理安全情况进行分析研讨，对工作中的薄弱环节制订相关的持续质量改进措施。发生护理安全（不良）事件后，护士长应对事件发生的原因、影响因素等各个环节进行全面分析，及时制订改进措施，并跟踪落实情况。

10. 发生护理不良事件的个人或科室，如不按规定报告，有意隐瞒，一经发现，须视情节轻重给予相应处理。

11. 护理事故的管理参照《医疗事故处理条例》执行。

第十二节　手术室应急预案

一、输血、输液反应处理制度

1. 发生输血、输液反应后，应立即停止输血、输液，并留取标本，立即送检验科细菌室。

2. 填写输血、输液反应报告表并上报预防保健科和护理部。

3. 如发生多起或严重输血、输液反应，应立即电话报告护理部、预防保健科和医务科协同处理。

4. 疑为细菌污染引起输血、输液反应者，病区主管医师还必须填写医院感染个案表报预防保健科。

5. 留取标本要求

（1）由病区护士按无菌操作规程抽取墨菲管以上的余血或余液 10ml，其中 5ml 放入血液培养瓶，5ml 放无菌试管中。

（2）在患者输血、输液的另一只手抽血 5ml，放入血液培养瓶。

（3）所取标本一并立即送检验室。

（4）送检标本检验单上必须注明所输液体的批号或输血瓶号、输液管厂家及批号。

（5）怀疑有其他环节导致细菌污染，也可增加采样点。

二、手术患者压疮评估制度

有以下情况之一的必须进行压疮风险评估。

1. 估计手术时间大于 4 小时者。

2. 手术较大，估计手术出血较多者。

3. 年老体弱者。

4. 运动能力受限者。

5. 合并有糖尿病、肥胖、贫血者。

6. 有外周血管病、恶病质者。

7. 有应用大量类固醇、细胞毒性药物者。

三、手术患者防坠床、跌倒制度

1. 高危患者（如婴幼儿、高龄老人、意识障碍或模糊者）暂不接进手术间时，由家属陪同，在等候手术期间，有专人陪同。

2. 接入手术间的清醒患者，妥善安置在手术床上后，嘱其避免在手术床上改变体位。

3. 已进入手术间但还没有麻醉的小儿、躁动的患者应由专人陪护，做好肢体约束，防止坠床。

4. 患者行腰麻联合硬膜外麻醉时，应协助麻醉医师摆置体位，专人床边陪护以防止坠床。

5. 手术未开始前，由护士不定时到手术间巡视患者，以防坠床。

6. 术毕未完全清醒及躁动的患者，应合理使用约束带约束患者并做好观察记录。

四、烫伤、烧伤的处理

1. 严格控制热盐水的温度，电热毯的使用时间、温度，手术开始后马上关闭电热毯并做好交接班。

2. 严格遵守电灼机的使用程序。术前应选择肌肉丰富、平整的部位粘贴负极板；术中确保患者身体组织不与任何金属物件直接接触，并告知术者尽可能不采用"打击止血钳止血"；此外，严禁在使用易燃消毒剂后（如乙醇等）未完全挥发干燥就使用电灼机。

3. 术中使用热水瓶时应将其放在器械台上，严禁放在患者身体上。

4. 如发生烫伤、烧伤应立即汇报医师和护士长并做相应的处理，必要时请烧伤科医师或造口医师会诊。

五、压迫伤的处理

正确使用止血带，注意止血带的使用时间、压力，并在术间白板上注明止血带开始时间。对于预计手术时间较长（>3 小时）、采取特殊体位的患者，应做好预防压疮工作并使用软垫保护。如发生压迫伤则按压疮处理流程处理并做好交班。

六、火灾应急处理

遇火灾时应保持镇静、观察火灾的来源，评估火势，关闭氧气开关，使用灭火器灭火。火势无法控制时，应立即报告保卫科并拨打"119"报警。就近选择消防通道，及时转移患者（由各手术间的医护人员负责其所在手术间患者的转移，避开火势方向，就近选择步梯）。

七、停电应急处理

使用麻醉机的全身麻醉患者，麻醉师负责其供氧，能暂停的手术先暂停，不能暂停的手术则使用应急灯或手电筒，并通知电工班，检查相关安全措施以防意外。

八、停 水 处 理

用聚维酮碘（碘伏）等消毒液直接洗手。

九、其他故障处理

1. 电灼机故障　检查故障原因，若无法排除，应及时更换并与技工交班。

2. 中心吸引故障　使用备用电动吸引器，并通知中心气体供应部门。

3. 电脑故障　与信息科联系。

4. 电话故障　与总机联系。

第十三节　治安防火制度

1. 技工每天与值班人员接班后巡视检查各术间电源、门窗关闭情况，当天所有工作结束后，关闭所有带电装置（不能断电者除外）。

2. 严禁在手术室吸烟，各辅助区域有明显的禁烟标志，违反规定者后果自负。严禁在手术室为私人电器设备充电。

3. 值班人员管理好各通道的钥匙，确保所有防火通道畅通无阻，定期检查并更换灭火器材，人人知晓火警电话——119，并掌握灭火器的使用。

4. 值班人员要坚守岗位，不得擅自离岗，不得在科内会客。节假日除值班人员外，其他非手术室人员不得进入手术室，手术人员进入手术室需做好入室登记。

5. 易燃物（如乙醇、乙醚）需加锁保管。

6. 注意保管好自己的财物，遗失后果自负。

第十四节　手术室护理文件管理制度

1. 转抄医嘱和书写护理记录单，一律用黑色钢笔或黑色签字笔，不得随意涂改，如有错误须划去并签名。

2.《手术安全核查表》(见附录1)中护理记录的手术名称应与医师的手术记录一致，手术开始时间及结束时间、出入量必须与麻醉记录单一致。

3. 手术物品清点单不得涂改，记录要完整（空格画斜杠）。

4. 术前填写皮肤评估表，并在手术安全核查表上详细注明术前皮肤情况及所采取的护理措施。如有异常，应将压疮评估表上交护士长并由护士长上报护理部。

5. 每月抽查护理记录20份。

第十五节　手术室请假制度

1. 临时请假，要征得科护士长同意。

2. 非急诊看病取药不得在班内进行，有事外出应向护士长或主班请假。

3. 放教学假应提前与护士长联系，坚持个人需要与科室允许相结合的原则，申请后由科室领导批准方可休假。

4. 不得自行换班，确有需要应提前（最迟应于前一天上午排班前）向护士长提出申请。

5. 因个人原因未办妥请假手续而自行休假、无故超假或无故不上班者一律按旷工处理。

6. 请病假应出具本院开立的病假单，电话请假无效。

7. 教学假、产假、流产假、婚假、丧假等的休假制度按照医院相关规定执行。

第十六节　手术室护理论文、科研管理制度

1. 护师以上人员每年完成护理论文一篇以上。

2. 书写护理论文要有明确的目的性，符合先进性、科学性，并具有学习和推广价值。

3. 护理论文按照正规格式书写后先交由区护士长审阅批改后提交科护士长审议，连同审稿程序表一起交护理部批审投稿登记。

4. 科研资料由具体科研题目人员交科护士长审批后交护理部科研小组讨论、审核。

5. 每年由护士长推荐一些文章参加年度护理论文学术交流。

第十七节　手术室护士培训制度

1. 根据护理部的培训计划结合本病区情况制订手术室的培训计划及具体实施细则。

2. 培训工作由手术室区护士长负责安排，总带教辅助，并有完善的培训计划。

3. 实行导师负责制，采用一对一的带教方式，各导师必须掌握其培训对象的培训计划并在带教中予以督促、落实、检查、指导。

4. 定期召集新护士导师及各层次护士开会，及时沟通、了解培训进度及各层次护士对专科知识和基本技能的掌握情况（新入职护士前三个月应总结 2 ~ 3 次）。

5. 病区护士长根据各层次的培训计划定期进行考核、评价。

6. 培训进度应根据培训对象的接受能力循序渐进，由导师与区护士长适时评估其独立工作能力，并依此为依据进行排班。

7. 轮入专科时，由专科组长负责培训组员，之后由术科医师与专科组长共同对

其进行业务能力评价，区护士长依此制订下一个周期的轮训计划。

第十八节　放射防护制度

1. 手术室工程人员定期参加放射防护知识培训班，并通过考试取得"放射工作人员证"。

2. 操作者直接接触射线时，必须做好个人防护措施，如穿戴防护衣裙、眼镜、帽子、颈围等。

3. 操作者必须佩戴个人剂量计，并建立个人剂量档案，按规定进行体检。

4. 禁止参观者进入放射操作现场，必要时应采取防护措施。

5. 配备工程师作为专（兼）职的管理人员，定期申请有关部门（省级环保检测机构）进行 X 线机房定期放射安全检测和 X 线机剂量参数校正检测，以保证符合有关规定或标准。

6. 新安装、维修或更换重要部件后的设备，经省级环保检测机构进行检测，合格后方可启用。

第十九节　医用气体安全管理制度

1. 定位、定人管理，远离存在高温、高压及易燃易爆物品处，置于人流、物流相对少的稳妥位置，存放氧气时室内禁止烟火。

2. 标识清晰，悬挂醒目的"有"或"无"标识牌，用后及时补充，确保手术所需。

3. 严格执行两人核对制度，核对气体瓶上标签、气体瓶颜色及标识牌，准确无误后方可使用。

4. 每周检查气体推车性能，确保气体运送安全。

5. 气体瓶外套一次性防护罩后方可进入手术间。

第二十节　医疗废物管理制度

对医疗废物实施分类管理，及时分类收集医疗废物，根据医疗废物的类别将医疗废物放置于医疗废物专用包装袋或容器内。

（1）损伤性废物：用后直接丢入锐器盒内，装载至 2/3 警戒线内，封口，注明手术区、房号和日期 。

（2）感染性废物：用后直接丢入专用黄色医疗废物胶袋内，装载量满3/4时封口，注明传染类别、手术区、房号、日期（传染病患者或者疑似传染病患者产生的医疗废物应当使用双层包装物，并及时封存）。

（3）病理性废物：废弃的病理组织，如胎盘、残肢、死胎等，术毕做好登记后立即电话通知相关部门运离处理。

（4）术后医疗废液由专人按流程处理，统一排入医院中心无害化处理池。

（5）手术室指定专人负责各类医疗废物包装质量检查及数量的登记并与运送工人当面交接，护士长每周负责审核监督。

（6）医院运送工人每天19:00～20:00将医疗废物按规定包装后运离手术室，并与手术室指定负责人交接。

注：参见2003年《医疗废物管理条例》。

（马育璇 罗桂元 吴 敏 周 芳）

一、手术室科护士长工作职责

1. 在医院护理部和科主任领导下，负责本科室护理业务、教学、科研、管理的组织领导工作及科内外联系工作。

2. 根据医院及护理部年度计划，制订本科室护理工作计划并组织实施，及时总结汇报工作完成情况。

3. 督促负责护理科研工作的护士长制订落实全科护理科研题目和新技术项目，参加新、难手术的术前讨论，并具体指导，及时总结经验。

4. 负责本科每月工作安排及每天手术的人员安排，检查护理人员手术配合及室内清洁整齐情况、各项制度落实情况。对难度较大、抢救及新开展手术做具体指导。

5. 督促区护士长定期组织全科护士业务学习、考核、培训，定期进行工作质量检查及护理质量改进。

6. 督促检查区护士长的工作计划和落实情况。

7. 对本科室护理差错、事故及时汇报并组织全科人员讨论分析，提出防范措施，杜绝隐患，防止再犯。

8. 关心全科护理人员思想、工作、学习、生活情况。定期召开全科护士大会，及时表扬好人好事，探讨存在的问题及改进的方法。每年对全科护士进行一次考评。

9. 主持早会，传达医院各类会议内容及信息。

10. 负责科室的联络接待工作。

11. 负责制订科室大型设备购买计划，监督各类物品请领工作。

二、手术室区护士长工作职责

1. 在科主任、科护士长领导下工作，督促护理人员认真执行各项规章制度和技术操作规程。

2. 协助科护士长做好科室的管理工作。例如，手术室的出入室制度、参观制度等，抓好过时餐费的报销及物品购领工作，定期总结、汇报工作的完成情况。

3. 经常巡视手术间，检查、督促手术间的管理，协助、指导器械护士及巡回护士的工作，解决护士不能解决的疑难问题。

4. 检查手术室技工工作、督促检查手术收费。

5. 负责本科室各项医疗设备及手术器械等物的申报和请领、报销工作，以保证手术需要，确保手术顺利进行。

6. 每季度征求各专科对手术室的意见和需求并改进。

7. 做好工人的管理，每天检查工人的工作，包括合理分工、清洁卫生、消毒隔离、业务知识培训。定期召开会议，进行总结，提出表扬与批评。

8. 制订实施各阶层护士的专科培训工作，制订实习护生和进修护士的带教计划和培训工作，按时做好考评工作。

9. 制订科研计划，指导护士撰写论文。对新技术、新业务，督促护士及时总结成论文。

10. 负责手术室的控感工作，每周抽查监测消毒浓度，每月督促负责人进行空气、物品表面及工作人员手部的细菌培养，监测消毒灭菌效果。

11. 协助科护士长做好合同人员的管理、合同签订及科室协调工作。

12. 负责监督科内医疗垃圾的处理和后勤工作，如维修联络工作等。

13. 定期组织全科会议，总结每月工作情况，制订下月工作计划。

14. 关心护理人员的思想、工作、学习和生活，对护理人员进行加强责任心教育，每年对护士进行一次考评。

三、手术室专科组长职责

1. 在科主任和护士长指导下开展工作，服从工作安排，认真执行本职工作，协助护士长管理科室。

2. 拟订各阶层轮科护士的培训计划，负责专科业务技术培训，对轮入专科的护士及进修护士进行指导培训，定期检查其工作质量，发现问题及时解决，对轮入该科室的专科护士进行考核、评价和总结。

3. 掌握本专科护理理论及技术操作，熟悉专科手术配合，熟练掌握所在专科各种仪器、设备的使用、清洗和保养技术。组织本专科护理查房，解决护理疑难问题。

4. 积极协助医师开展新业务、新技术，及时对本专科进行新业务总结，撰写护理论文。

5. 定期与该专科医师沟通，收集医师的意见及建议上报护士长，并及时改进。

四、手术室主班护士工作职责

1. 在护士长不在班的情况下担当手术室行政及业务管理工作(外来人员的接待、出入室的管理、工人工作等),督促护理人员认真执行各项规章制度及技术操作规程,保持手术室清洁、整齐、安静,使手术顺利、有秩序地进行。

2. 中班、下午或晚上接班后,全面巡视手术间,了解手术情况,对高难度、大手术给予关注,对人力紧张的手术给予协助、调配,勤巡视,协助、指导器械护士及巡回护士的配合工作。

3. 按轻、重、缓、急合理安排急诊,协调各方面人力和物力,使急诊患者得到及时的手术治疗。

4. 碰到重大医疗护理问题,解决有困难要及时向科、区护士长汇报,寻求处理方案。

5. 做好病理组织留检的交接管理,15:00 交班前应安排人员做好病理组织清点工作,并交工人送病理科,下午验证病理送检情况。

6. 中班交班前、下午交班前和晚上按护士长的工作计划安排下午或晚上上班人员的工作,并做好交接班记录。

7. 按规章制度做好过时餐的管理工作。

8. 做好值班手机的交接班工作。

五、夜班护士工作职责

1. 夜班提前 15 分钟到达病区接班,做好水电交接班:接班时与电工共同巡视检查各手术间电闸、电源、负压吸引器、空调关闭情况,各防火通道的疏通情况并登记签名,接班时如没有手术可关闭烘箱,检查各手术间被子、枕头等用物,早上交班。

2. 夜班承担全部医疗任务和责任,配合班内急诊手术,按急诊轻重缓急安排手术,必要时合理安排副班、夜留守班人员参加手术,合理调配好人员,尽量保证副班、夜留守班人员第二天的正常工作。

3. 班内所用急诊普通器械术后放在指定位置,精细仪器清洗干净烘干后次日交仪器班或供应室护士。

4. 做好病理标本和贵重物品、医疗器械的清点接班工作,登记并签名。做好手术护理交接班工作(按"交接班指引"执行)。

5. 睡觉前再次检查各通道门户是否锁好,关闭烘箱、空调和电源。钥匙、值班手机应随身携带。

6. 协助接手术患者入室（详见接患者查对制度）。次日早上如有急诊手术做好手术间和人员的合理安排。

7. 承担科室的管理工作（详见值班制度）。

8. 早上交班前全面检查手术室一遍，包括车床整齐、关灯，保持环境整洁，开手术间空调。

9. 早上交班内容包括交接电工交班情况，交接钥匙、值班手机，夜班手术台数，各手术名称，早上接手术患者情况及当天手术变动情况等。

10. 应急处理按科室应急处理程序执行，必要时逐级汇报，先报区护士长，区护士长无法处理的由区护士长汇报给科护士长。

六、副班护士工作职责

1. 副班护士提前 15 分钟到达病区接班。

2. 与电工共同巡视检查各手术间的电源、空调、吸引机关闭情况，空气消毒机的运作情况，检查手术间的被子、枕头是否齐全。

3. 检查各通道门户、各防火通道是否锁好，将钥匙、值班手机清点交班，并应随身携带、登记签名。

4. 做好病理标本和贵重物品、医疗器械的清点接班工作，登记并签名。

5. 接仪器班工作。

6. 补充、检查各手术间的物品（小纱布、棉签 5 扎，保证术间有网袋 3 个、剪刀 1 把、眼药膏 1 支），手术二区增加生理盐水。清理手术间开封的棉签。

7. 补充手术间消毒液并检查有效期，内容包括：75%乙醇、2%碘酊、0.1%安多福 1 瓶、安尔碘 1 瓶、手术皮肤消毒液 1 瓶。

8. 如副班护士协助夜班护士配合择期或急诊手术至 20:00，则无须添加术间物品（注：副班护士工作时间到 20:00）。

9. 必要时协助夜班护士完成急诊手术。

10. 早上负责接手术一区患者入室，做好查对工作并签名。

七、仪器班护士工作职责

1. 负责手术器械的供应，节假日做好交接班。

2. 负责高值精密仪器的保管和保养（定期检查、清点，损坏的仪器及时报告专科组长或护士长并送修或报废）。

3. 每天检查消毒仪器房的过期仪器，送供应室重新消毒灭菌。

4. 负责灭菌物品的归位。

5. 保持仪器房的整齐清洁，及时追回外借的仪器、物品。

6. 次日手术使用的高值耗材（临时领用的）要在 12:00 前告知护士长，并通知设备科。

7. 植入物需要送供应室做生物监测，须 15:00 前送供应室消毒，如 12:30 未送到要及时与医师联系，以免影响次日手术。

8. 与供应室做好沟通，确保手术器械性能良好、供应及时。

9. 仪器班轮换交接班时须认真清点器械、特殊物品并详细登记。

八、器械护士工作职责

1. 术前熟悉手术的过程与配合要求。

2. 术晨检查手术器械、敷料及手术台上一次性用物准备情况及灭菌有效日期。

3. 提前 10~15 分钟洗手，打开手术包，与巡回护士共同查对灭菌指示卡，达到灭菌要求才能使用；检查器械是否齐全、有无缺损，并立即补充。

4. 手术台上所有的用物要严格按照手术台上用物清点制度的要求与巡回护士共同清点（详见手术室用物清点制度）。手术台上的缝针变形要及时更换，不能人为矫正。

5. 协助医师消毒、铺巾。

6. 配合手术时，注意力需集中，做到准确、迅速地递送物品，不是坐位手术不能坐着。

7. 及时清理手术野周围不使用的器械、敷料，以防掉落地下，管理好自己的器械台。

8. 台上精细、贵重仪器应放置合理，防止受损和污染。

9. 要严格遵守无菌操作制度

（1）保持仪器台与手术台的整齐、干燥。

（2）把相对污染和没污染的物品分开放置（把用过与没用过的仪器分开放置）。

（3）监督手术人员的无菌操作，发现手术台或手术者被污染要及时指出并处理，如重新消毒，更换铺巾、手术衣、手套、戴上袖套等。

10. 手术切下的组织，按病理标本留检制度执行，先留标本再处理其他用物。

11. 术毕将仪器按常规放到指定位置，精细、特殊仪器使用后要与供应室护士当面交接班。

12. 术毕将手术间的污衣和敷料打包后放指定位置（特殊感染手术按特殊感染手术器械处理）。

13. 完成自己的工作后，协助巡回护士做好手术间的术后整理工作。有接台手术的做好接台的物品准备工作。

14. 手术中途交班时，双方应当面交清器械、敷料等物品的数目，如手术正在进行中，术中部分用物未能交接清楚时，洗手护士暂不能离开手术室（详见手术室交接班制度）。

15. 已确定份数的病理组织要自己留送完才离开，不确定的病理组织要交接清楚。

九、巡回护士工作职责

（一）术前（熟悉手术过程及手术体位）

1. 布置室内环境，在黄色感染性垃圾袋外面写上日期、手术间房号，调节室温、光线，检查当天手术用物（包括公司器械）是否齐全，设备功能是否完好。

2. 接患者入室时，核对患者的姓名、年龄、性别、区别、住院号、手术名称和部位，以及带入手术室的物品是否齐全，做好患者的保暖、安全工作，防坠床；适当给予患者解释和安慰。

3. 手术患者未到位时，应及时查询原因，必要时报护士长或主班护士；手术医师未到位时要及时催促。

4. 做好患者皮肤的评估，根据需要采取防护措施。

5. 建立静脉通路，连接负压吸引器、电灼机，调整手术无影灯，需做蛛网膜下隙麻醉（腰麻）或硬膜外间隙阻滞麻醉（硬膜外麻醉）者，待麻醉后做好负极板的粘贴（参照电灼机使用注意事项）。按手术的要求摆好患者的体位。

6. 手术开始前认真执行三方安全核对。

7. 检查手术用物包外灭菌效果，将器械包标签及灭菌的炉次、炉号贴在相应的护理记录单上；使用植入物品时，将植入物的标签及生物监测结果贴在相应的护理记录单内，并把植入物的名称、型号、厂家登在护理记录单上，将剩余的植入物的标签交给医师，不能丢弃。

8. 检查手术器械是否齐全，如不全应通知仪器班。

（二）术中

1. 手术开始前与器械护士（如无器械护士则与医师）核对灭菌指示卡，对点手术台上的物品并登记（详见手术室台上用物核对制度）。手术开始前清理地桶和盆内消毒纱块等，以免混淆。

2. 密切观察手术进展，随时供应手术台上用物以保证手术顺利进行。术中使用的一次性贵重物品，必须两人核对。

3. 密切观察输液、输血情况。补充液体需请示麻醉医师；如患者抢救时，要积极配合麻醉师，与麻醉师共同合作，抢救患者。

4. 术中使用的一次性物品要及时录入，以免遗漏。

5. 做好手术间的管理，保持手术期间室内的整齐、清洁、安静；监督参观人员行动，发现有违反无菌操作者，应及时纠正。禁止参观人员从手术间带走任何物品、敷料。

6. 术中注意患者皮肤情况，条件允许的可定时按摩受压部位皮肤或变换患者位置，如头部、手、足等。

7. 无特殊原因不能擅自离开手术间，必须离开时，要告知麻醉医师或台上护士。

8. 禁止医师自行带物品在手术中使用，发现自带物品的要报告护士长。

9. 执行并督促手术间的垃圾分类放置情况。

10. 了解手术进展情况，提前通知接台手术或告知护士长（一般提前 1 小时通知接台）。

11. 下班时，如手术未完毕的，须认真做好交接班，按交接班制度和交班指引执行。

12. 使用贵重设备，要做好登记。

（三）术后

1. 正确书写护理记录，手术时间及麻醉方式应与麻醉记录单相符。

2. 协助医师包扎伤口，和洗手护士一起核对病理标本送检。

3. 认真检查术后患者皮肤情况，做好交接班，如有皮损发生，评估表应交护士长签名后上报护理部。

4. 清理手术中的物品(包括体位所用的体位垫、托手板、射灯、电灼机、用剩的敷料、一次性物品等)，要放回原处。

5. 更换吸引瓶，清洁吸引瓶架，保持干净，放置整齐妥当。按术后清洁的要求做好手术间的整理工作，并登记签名。

6. 做好手术收费及手术登记工作并准备第二天所需的体位用物。

十、手术室辅助护士工作职责

1. 在护士长的领导下和老师的指导下进行工作。

2. 掌握手术入室制度及参观制度。

3. 遵守劳动纪律，服从科室工作安排。

4. 认真执行各项规章制度和操作规程，认真落实执行消毒隔离制度；熟悉掌握基础护理知识及技术，协助参加危重患者的抢救。

5. 在老师的指导下从事器械护士配合工作，在老师的带领下从事巡回护士的配合工作（参照器械护士和巡回护士的工作职责执行）。

6. 保持手术间的整齐、清洁、安静。

7. 协助医生早上接患者入室。

8. 积极参加科室各种业务学习，完成各种培训计划，不断提高专业理论知识和专科操作技能。

9. 在老师指导下进行仪器清洗；协助仪器班进行术前物品准备。

十一、手术室护士工作职责

1. 在护士长及上级护士领导下，担任器械护士及巡回护士工作，服从安排，认真履行本职工作。

2. 掌握手术出入室制度及参观制度。

3. 认真执行各项护理制度和技术操作规程，严格执行查对制度，防止差错、事故发生。

4. 按器械护士的职责及巡回护士职责的要求，做好手术前、中、后的准备工作，手术中监督手术人员的无菌操作（详见洗手、巡回护士的职责）。

5. 参与护理科研，指导进修人员、实习护生和工人的工作。

6. 按岗位分工做好本岗位的工作。

7. 积极参加科室业务学习及各类培训，不断提高业务水平，按要求撰写学习心得。

8. 每年按培训要求完成培训计划和考核。

十二、手术室护师工作职责

1. 在手术室护士长和本科主管护师指导下工作，服从安排。

2. 协助护士长及专科组长做好本科室护士及进修护士的业务培训；与本科室护士共同完成科研和新技术、新业务的开展。

3. 负责实习护生的带教工作，对学生的带教认真负责，做到放手不放眼，及时做出实习鉴定，并按时交给总带教老师。

4. 参加本科室难度较大手术的洗手、巡回配合工作，在新开展的手术和危重患者的抢救中能够指导下级护士进行配合。

5. 熟练掌握各专科医疗器械及贵重仪器的使用和保养技能。

十三、手术室主管护师工作职责

1. 在手术室科、区护士长及专科组长的指导下进行工作，服从工作分配；协助护士长管理科室。

2. 协助科、区护士长对本科室护师、护士进行业务培训和指导工作，拟订各阶层护士的培训计划，负责专科小课的讲授。

3. 协助督促检查手术室护理工作质量，发现问题及时解决；熟悉各专科手术配合，指导、协助下级护士完成工作。

4. 负责对本科室的进修护士和实习护生的临床带教工作，言传身教，负责讲课与评定成绩。

5. 指导本科室护师、护士开展科研和技术革新工作，及时对本专科进行新业务总结，撰写护理论文。

十四、手术室质量与安全小组的职责

1. 人员组成包括全体护士长及全体组长。

2. 负责手术室工作质量及安全管理。

3. 每天巡视手术开台情况，特别关注高难度、大手术的手术进展，指导、协助、解决护士不能解决的问题。

4. 合理安排急诊手术，如遇多台急诊手术，则按其轻、重、急、缓安排，同时协调各方面的人员及用物。

5. 及时指出在巡视、协调过程中存在的问题，特别是安全隐患应立即给予纠正，情节严重的应立即报告护士长。

6. 收集每天存在的问题，周会上进行汇报，并对存在问题进行分析、讨论，提出改进措施。

十五、房长岗位职责

1. 每天检查手术间的卫生、保持整齐清洁。检查手术床配件、被枕、电灼机配件及电插板是否齐全。

2. 每天检查并补充各岗位用物（上班、下班前各检查一次），其中包括被、枕、电热毯、剪刀、胶布、手术安全核查表、点数本、手术收费单、加药标签、垃圾袋、弯盘、塑料篮、塑料盒、盐水柱等。

3. 补充手术间内常规存放的灭菌手术用物，定期检查物品有效期，如房间内发现一次性物品过期应由房长负责。

4. 放假两天以上的必须与相对应负责人交班。

5. 如果两人同时放假，须与负责检查该项目的护士长申请另做安排。

十六、手术室岗位职责

1. 每天检查所负责岗位两次，及时补充并记录。

2. 物品分类放置，标识清楚，取放方便，不能放太多、太满。

3. 定期检查物品有效期，按失效期先后使用（如果该岗位掺有其他岗位物品过期，应由该岗位人员负责），如果有接近失效期的无菌物品要及时提醒并在白板提示，周会时交班。

4. 及时整理用剩的岗位物品，送消毒的物品应及时追回。

5. 放假两天以上者，先做好岗位工作检查，并与相对应负责人交班；如果两人同时放假，须与负责检查该项目的护士长申请另做安排。

6. 每周由分管的护士长检查，检查结果作为岗位职责考核。

十七、手术室带教老师职责

1. 热爱护理工作，有事业心、责任感。做到为人师表，言传身教。

2. 热情带教，全面了解学生的情况，并根据学生情况适当调整带教计划。

3. 工作中对学生严格把关，严格执行查对制度（患者入室、手术用物点数、输血等问题）和术后组织留送检制度，做到放手不放眼，严防差错和事故的发生。

4. 培养和加强学生的工作责任感，工作中严格执行无菌操作常规。

5. 带教中，应注意培养学生的独立工作能力和应急能力。术前讲解手术配合步骤和督促学生做好每天的工作，术后给予小结。

6. 每天督促学生做好学习内容登记及完成老师布置的作业并做好笔记，第 3 周写好学习小结。

7. 及时与主管带教老师和护士长反映学生实习期间的学习情况，发现不良现象和差错等问题，应立即报告护士长。

8. 学生实习结束后，应督促学生做好钥匙与书本的交班工作，及时为学生做好鉴定并上交总带教老师。

9. 严格自律，勤奋学习，提高自身理论水平及操作技能。

十八、手术室工程人员工作职责

1. 每天 7:30 前做好水电的准备工作（包括开电源、开灯、开空调、热水器、恒温箱等），并调好挂钟，做好相关记录以便进行检查维修工作。

2. 首台手术开始前，到各手术间了解情况，分配仪器到相应的手术间（如显微镜、氩气刀、X 线机和其他的专用仪器），并在使用前做好准备（如接摄录像系统、仪器的调校等）及一般故障处理。

3. 到各手术间了解仪器及其他相关的用电设备是否工作正常（如空调是否运转正常、无影灯是否正常、吸引器是否良好、电刀有无故障及各种专用仪器是否正常工作等），如有故障应立即排除或进行处理。

4. 每天中午到手术间检查电灼机铅板线，补充负极板，检查止血带性能，检查空调、日光灯、无影灯、吸引器及其他的仪器、设备，出现故障的设备及时维修。下班时要做好交班工作。

5. 每天下午与中班交班，继续完成中班的工作和对手术室内所有水电、一般器械和贵重仪器的维修保养工作（包括水电设备、无影灯、空调、手术床、各手术房内的吸引器开关和移动式吸引器、吸湿机、电灼机、电热干燥箱、电热开水器、洗手用电热水器及男女更衣室空调和柜门锁），以及其他检查和维修工作。

6. 贵重仪器的日常保养维修工作。

注：《手术室护士职责审核评分标准》见附录 2。《手术室护士职责审核表》见附录 3。

（马育璇　罗桂元　吴　敏　周　芳）

第三章
手术室护士基本操作流程

第一节　巡回护士基本操作流程

1. 物品准备　根据各种手术需要准备物品和体位用物、输液架、电灼机、中心吸引器、静脉注射用物。

2. 操作流程（图 3-1）

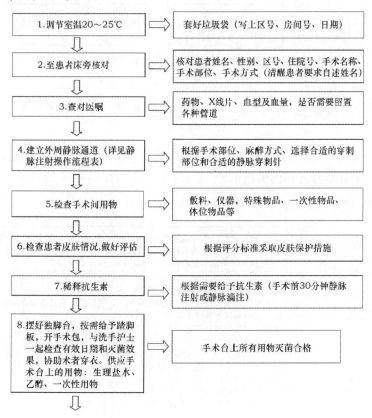

图 3-1　巡回护士基本操作流程

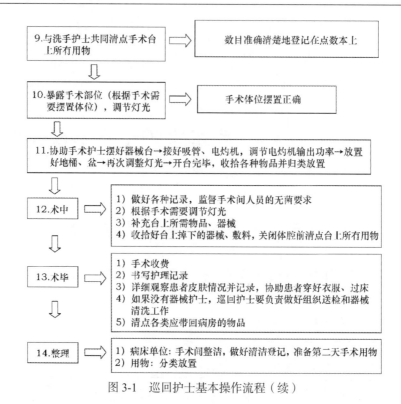

图 3-1　巡回护士基本操作流程（续）

第二节　洗手护士基本操作流程

1. 物品准备　刀片、针线、引流管、电灼线、手术薄膜、伤口贴、吸引管等（其他按不同手术种类准备特殊用物）。

2. 操作流程（图 3-2）

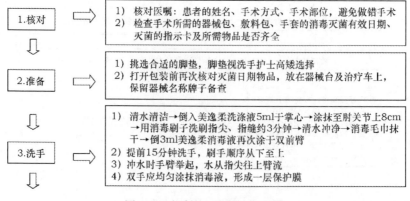

图 3-2　洗手护士基本操作流程

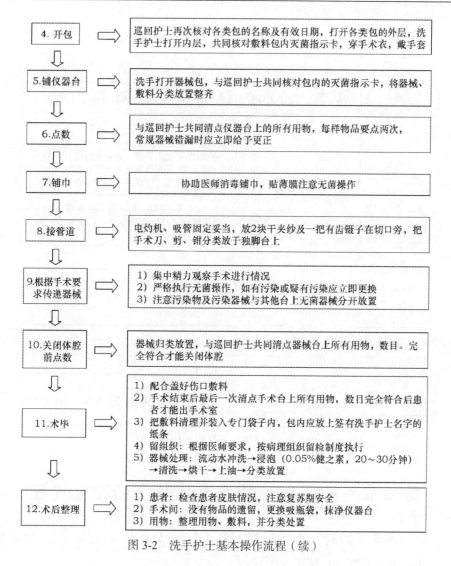

4. 开包	巡回护士再次核对各类包的名称及有效日期，打开各类包的外层，洗手护士打开内层，共同核对敷料包内灭菌指示卡，穿手术衣，戴手套
5. 铺仪器台	洗手打开器械包，与巡回护士共同核对包内的灭菌指示卡，将器械、敷料分类放置整齐
6. 点数	与巡回护士共同清点仪器台上的所有用物，每样物品要点两次，常规器械错漏时应立即给予更正
7. 铺巾	协助医师消毒铺巾，贴薄膜注意无菌操作
8. 接管道	电灼机、吸管固定妥当，放2块干夹纱及一把有齿镊子在切口旁，把手术刀、剪、钳分类放于独脚台上
9. 根据手术要求传递器械	1）集中精力观察手术进行情况 2）严格执行无菌操作，如有污染或疑有污染应立即更换 3）注意污染物及污染器械与其他台上无菌器械分开放置
10. 关闭体腔前点数	器械归类放置，与巡回护士共同清点器械台上所有用物，数目。完全符合才能关闭体腔
11. 术毕	1）配合盖好伤口敷料 2）手术结束后最后一次清点手术台上所有用物，数目完全符合后患者才能出手术室 3）把敷料清理并装入专门袋子内，包内应放上签有洗手护士名字的纸条 4）留组织：根据医师要求，按病理组织留检制度执行 5）器械处理：流动水冲洗→浸泡（0.05%健之素，20～30分钟）→清洗→烘干→上油→分类放置
12. 术后整理	1）患者：检查患者皮肤情况，注意复苏期安全 2）手术间：没有物品的遗留，更换吸瓶袋，抹净仪器台 3）用物：整理用物、敷料，并分类处置

图 3-2 洗手护士基本操作流程（续）

第三节 甲状腺手术体位的摆置流程

1. 物品准备 特制甲状腺枕、小方枕、长枕。

2. 操作流程（图 3-3）

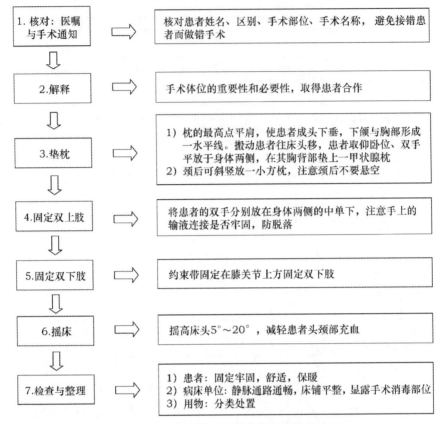

图 3-3　甲状腺手术体位的摆置流程

第四节　侧卧位（肾手术体位）的摆置流程

1. 物品准备　双层托手架、大枕、长枕 2 个、沙袋 2 个、海绵枕 4 个、固定带、绷带、小毛巾（大枕、长枕用布包好）。

2. 操作流程（图 3-4）

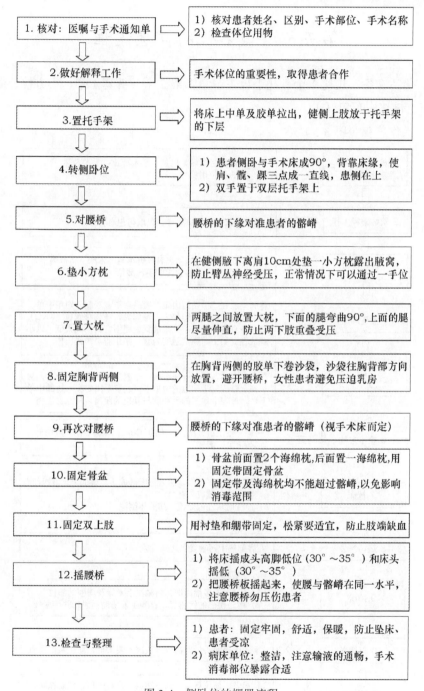

1. 核对：医嘱与手术通知单 ⟹
   1) 核对患者姓名、区别、手术部位、手术名称
   2) 检查体位用物

2. 做好解释工作 ⟹ 手术体位的重要性，取得患者合作

3. 置托手架 ⟹ 将床上中单及胶单拉出，健侧上肢放于托手架的下层

4. 转侧卧位 ⟹
   1) 患者侧卧与手术床成90°，背靠床缘，使肩、髋、踝三点成一直线，患侧在上
   2) 双手置于双层托手架上

5. 对腰桥 ⟹ 腰桥的下缘对准患者的髂嵴

6. 垫小方枕 ⟹ 在健侧腋下离肩10cm处垫一小方枕露出腋窝，防止臂丛神经受压，正常情况下可以通过一手位

7. 置大枕 ⟹ 两腿之间放置大枕，下面的腿弯曲90°，上面的腿尽量伸直，防止两下肢重叠受压

8. 固定胸背两侧 ⟹ 在胸背两侧的胶单下卷沙袋，沙袋往胸背部方向放置，避开腰桥，女性患者避免压迫乳房

9. 再次对腰桥 ⟹ 腰桥的下缘对准患者的髂嵴（视手术床而定）

10. 固定骨盆 ⟹
    1) 骨盆前面置2个海绵枕，后面置一海绵枕,用固定带固定骨盆
    2) 固定带及海绵枕均不能超过髂嵴，以免影响消毒范围

11. 固定双上肢 ⟹ 用衬垫和绷带固定，松紧要适宜，防止肢端缺血

12. 摇腰桥 ⟹
    1) 将床摇成头高脚低位(30°～35°)和床头摇低(30°～35°)
    2) 把腰桥板摇起来，使腰与髂嵴在同一水平，注意腰桥勿压伤患者

13. 检查与整理 ⟹
    1) 患者：固定牢固，舒适，保暖，防止坠床、患者受凉
    2) 病床单位：整洁，注意输液的通畅，手术消毒部位暴露合适

图 3-4 侧卧位的摆置流程

第五节 截石位的摆置流程

1. 物品准备　长枕 1 个、托手板 1 个、脚架 2 个、裤套 1 个、小方枕、绷带、小毛巾（长枕用布包好）。

2. 操作流程（图 3-5）

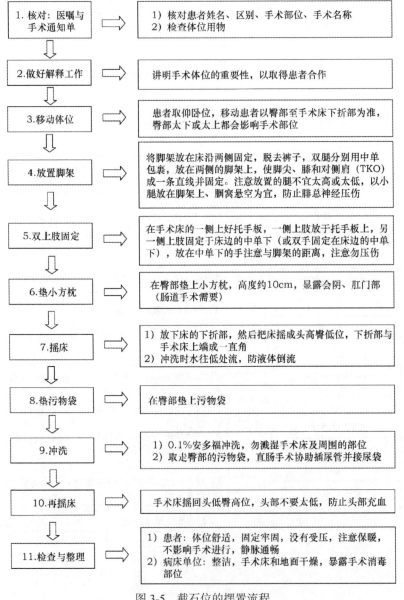

1. 核对：医嘱与手术通知单	⇒	1）核对患者姓名、区别、手术部位、手术名称 2）检查体位用物
2. 做好解释工作	⇒	讲明手术体位的重要性，以取得患者合作
3. 移动体位	⇒	患者取仰卧位，移动患者以臀部至手术床下折部为准，臀部太下或太上都会影响手术部位
4. 放置脚架	⇒	将脚架放在床沿两侧固定，脱去裤子，双腿分别用中单包裹，放在两侧的脚架上，使踝尖、膝和对侧肩（TKO）成一条直线并固定。注意放置的腿不宜太高或太低，以小腿放在脚架上、腘窝悬空为宜，防止腓总神经压伤
5. 双上肢固定	⇒	在手术床的一侧上好托手板，一侧上肢放于托手板上，另一侧上肢固定于床边的中单下（或双手固定在床边的中单下），放在中单下的手注意与脚架的距离，注意勿压伤
6. 垫小方枕	⇒	在臀部垫上小方枕，高度约10cm，显露会阴、肛门部（肠道手术需要）
7. 摇床	⇒	1）放下床的下折部，然后把床摇成头高臀低位，下折部与手术床上端成一直角 2）冲洗时水往低处流，防液体倒流
8. 垫污物袋	⇒	在臀部垫上污物袋
9. 冲洗	⇒	1）0.1%安多福冲洗，勿溅湿手术床及周围的部位 2）取走臀部的污物袋，直肠手术协助插尿管并接尿袋
10. 再摇床	⇒	手术床摇回头低臀高位，头部不要太低，防止头部充血
11. 检查与整理	⇒	1）患者：体位舒适，固定牢固，没有受压，注意保暖，不影响手术进行，静脉通畅 2）病床单位：整洁，手术床和地面干燥，暴露手术消毒部位

图 3-5　截石位的摆置流程

第六节　俯卧位的摆置流程

1. 物品准备　长枕 6 个、托手板 2 个、固定带、绷带、小毛巾（长枕用布包好）。必要时备脑科升降头架。

2. 操作流程（图 3-6）

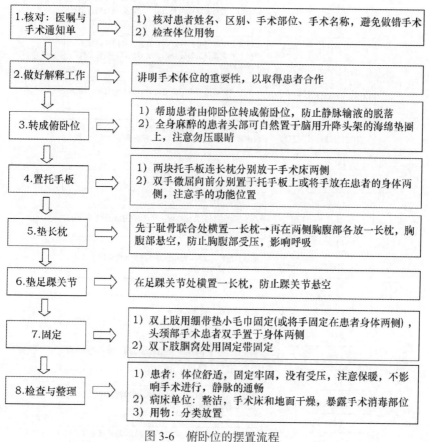

图 3-6　俯卧位的摆置流程

第七节　手术室静脉输液流程

1. 物品准备　输液管、套管针、输液贴、小纱块、输液溶液（常规小儿使用 5% 葡萄糖溶液 100ml，成人使用乳酸钠林格液 500ml）、抗生素（遵医嘱）、注射器、棉签、0.2% 安尔碘、止血带、托手板、绷带、弯盆。

2. 操作流程（图 3-7）

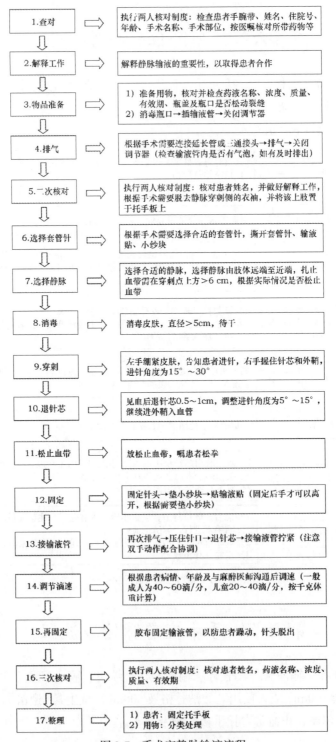

1.查对	执行两人核对制度：检查患者手腕带、姓名、住院号、年龄、手术名称、手术部位，按医嘱核对所带药物等
2.解释工作	解释静脉输液的重要性，以取得患者合作
3.物品准备	1) 准备用物，核对并检查药液名称、浓度、质量、有效期、瓶盖及瓶口是否松动裂缝 2) 消毒瓶口→插输液管→关闭调节器
4.排气	根据手术需要连接延长管或三通接头→排气→关闭调节器（检查输液管内是否有气泡，如有及时排出）
5.二次核对	执行两人核对制度：核对患者姓名，并做好解释工作，根据手术需要脱去静脉穿刺侧的衣袖，并将该上肢置于托手板上
6.选择套管针	根据手术需要选择合适的套管针，撕开套管针、输液贴、小纱块
7.选择静脉	选择合适的静脉，选择静脉由肢体远端至近端，扎止血带需在穿刺点上方>6 cm，根据实际情况是否松止血带
8.消毒	消毒皮肤，直径>5cm，待干
9.穿刺	左手绷紧皮肤，告知患者进针，右手握住针芯和外鞘，进针角度为15°～30°
10.退针芯	见血后退针芯0.5～1cm，调整进针角度为5°～15°，继续进外鞘入血管
11.松止血带	放松止血带，嘱患者松拳
12.固定	固定针头→垫小纱块→贴输液贴（固定后手才可以离开，根据需要垫小纱块）
13.接输液管	再次排气→压住针口→退针芯→接输液管拧紧（注意双手动作配合协调）
14.调节滴速	根据患者病情、年龄及与麻醉医师沟通后调速（一般成人为40～60滴/分，儿童20～40滴/分，按千克体重计算）
15.再固定	胶布固定输液管，以防患者躁动，针头脱出
16.三次核对	执行两人核对制度：核对患者姓名，药液名称、浓度、质量、有效期
17.整理	1) 患者：固定托手板 2) 用物：分类处理

图 3-7 手术室静脉输液流程

第八节　无菌技术操作流程

（一）评估

1. 无菌操作的环境是否宽敞、清洁、干燥，是否符合操作要求。

2. 无菌物品的名称、灭菌日期有无过期、受潮和被受潮的可能。

（二）预期目标

操作准确、熟练、简洁。

无菌盘内用物齐全、无污染情况发生。

（三）准备

1. 护士　着装整齐，修剪指甲，清洁无菌溶液瓶，擦净治疗盘、操作台，洗手，戴口罩。

2. 用物　无菌治疗巾、无菌手套、无菌镊子、无菌圆碗、无菌纱条、无菌棉球2包、无菌生理盐水、75%乙醇、消毒棉签、0.2%安尔碘、托盘、开瓶器、笔、纸、弯盘4个、小毛巾、消毒凝胶。

3. 环境　宽敞、清洁、干燥，符合操作要求。

（四）操作程序

无菌技术操作程序如表3-1所示。

表3-1　无菌技术操作程序

项　目	步　骤	要点及注意事项
铺无菌托盘	1. 核对无菌物品名称、灭菌日期 2. 打开无菌巾包，置无菌巾于盘内 3. 捏住治疗巾上层两角外面打开，双层铺于盘上，打开上层扇形折叠	·打开顺序为揭开外、左、右、内角 ·双手从两侧收回
置无菌物品	1. 打开无菌圆碗，置于无菌托盘内 2. 按需将无菌棉球置入圆碗内 3. 打开无菌镊子置入圆碗内	·右手抓紧四个包布角，形成无菌区域 ·置棉球需从侧边倒入 ·左手抓住镊子头
倒无菌盐水	1. 核对标签：溶液的名称、浓度、有效期 2. 检查溶液瓶口及药液质量 3. 开启铝盖，旋转拧松胶塞，用 0.2%安尔碘棉签消毒瓶口，拔出胶塞 4. 手持溶液瓶，标签向上，倒液冲洗瓶口 5. 从原冲瓶处倒液，盖回胶塞	·检查瓶口有无松动、裂缝，溶液有无浑浊、沉淀、变色等 ·已开瓶对光检查勿倒置 ·注意手不能污染胶塞内面 ·瓶口距圆碗约 10cm，量约 50ml ·无菌生理盐水瓶开启后有效期不超过 24 小时 ·75%乙醇瓶开启后有效期不超过 1 个月
倒 75%乙醇	1. 双拇指推开胶塞边缘，左手拔出胶塞 2. 倒液冲洗瓶口，从原冲瓶口处倒液，盖回胶塞	
盖无菌托盘	1. 盖好无菌治疗巾，将无菌治疗巾下端正面向上翻折 2 次，两侧向下翻折	·折两侧时勿跨巾 ·无菌托盘有效期为 4 小时

续表

项　目	步　骤	要点及注意事项
盖无菌托盘	2. 注明铺盘名称、时间、操作者 3. 托盘边放置备用棉球、纱条、手套	
消毒瓶口	1. 乙醇：2 支 0.2%安尔碘棉签分别上下消毒胶塞和玻璃 2. 盐水：1 支 0.2%安尔碘棉签消毒胶塞和玻璃 3. 乙醇瓶塞待干盖紧	·定点开始消毒，1 圈停止；棉签转动 ·新开瓶注明开启时间
戴、脱手套	1. 核对手套号码、灭菌日期 2. 手套放置于清洁桌面，打开手套袋，展开内层包装，捏起 2 个内层对合 3. 将手套包装纸放置于治疗车底 4. 对准 5 指戴上 5. 手套翻折部位整理平整后进行无菌操作 6. 脱手套：自手套口向下翻转脱下手套，放置于医疗垃圾袋中	·戴手套前洗手 ·未戴手套的手不能碰手套外面，戴了手套的手不能碰手套的内面 ·戴手套时不能低于腰部，戴好手套的手应保持在胸腰段
整理	物归原处，物品分类放置	

（五）评价

1. 动作准确、熟练、简洁。

2. 无菌盘内用物齐全，操作过程无污染。

第九节　患者身份确认及接入手术间流程

患者身份确认及接入手术间流程见图3-8。

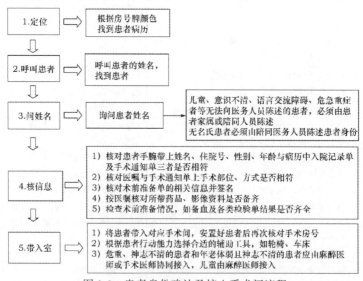

图 3-8　患者身份确认及接入手术间流程

第十节 手术室急诊手术处理流程

值班护士接到急诊手术的电话通知时，应做好以下工作（图3-9）。

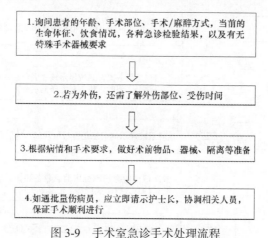

图 3-9 手术室急诊手术处理流程

第十一节 病理标本留置流程

病理标本留置流程见图 3-10。

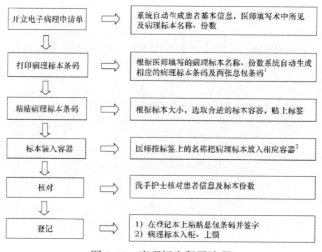

图 3-10 病理标本留置流程

[1] 如有多份病理标本，用标本袋或大容器装入该患者所有标本，并在外粘贴总包条码

[2] 容器内含有组织固定液；病理标本要完全浸没在组织固定液中

第十二节　标本送检流程

标本送检流程见图 3-11。

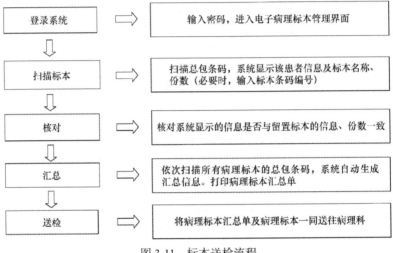

登录系统	⇒	输入密码，进入电子病理标本管理界面
扫描标本	⇒	扫描总包条码，系统显示该患者信息及标本名称、份数（必要时，输入标本条码编号）
核对	⇒	核对系统显示的信息是否与留置标本的信息、份数一致
汇总	⇒	依次扫描所有病理标本的总包条码，系统自动生成汇总信息。打印病理标本汇总单
送检	⇒	将病理标本汇总单及病理标本一同送往病理科

图 3-11　标本送检流程

第十三节　医嘱核对与处理流程

医嘱核对与处理流程见图 3-12。

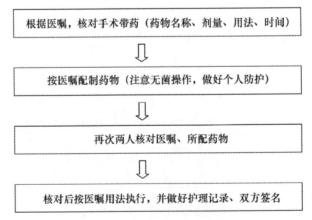

根据医嘱，核对手术带药（药物名称、剂量、用法、时间）

⇩

按医嘱配制药物（注意无菌操作，做好个人防护）

⇩

再次两人核对医嘱、所配药物

⇩

核对后按医嘱用法执行，并做好护理记录、双方签名

图 3-12　医嘱核对与处理流程

参与核对的人员必须持有本院注册的护士执业资格证；医嘱不清者，要询问医师并补写清楚；急救时，口头医嘱要重复一次再执行，术后立即补充医嘱

第十四节　手术室抗肿瘤药物配制防护

手术室抗肿瘤药物配制防护见图 3-13。

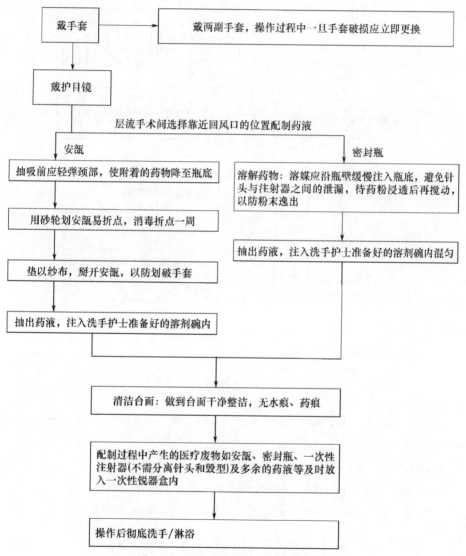

图 3-13　手术室抗肿瘤药物配制防护

抽出药液以不超过注射器容量的 3/4 为宜

第十五节 电刀使用流程

电刀使用流程见图 3-14。

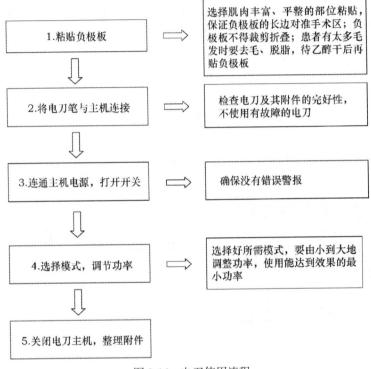

图 3-14 电刀使用流程

① 成人、小儿、婴儿负极板的最大耗散功率不同，必须正确选择（威利负极板：成人最大 300W，小儿最大 120W，婴儿最大 35W）

② 术中不用时，电刀笔应放置于笔筒内，避免接触裸露的体表，以防烫伤

③ 保证患者与手术床间垫上绝缘垫，身体不与其他金属物体接触，四肢不互相接触

④ 术中要注意检查负极板的粘贴情况，如发现电刀效果变差时应先检查负极板及电极线

第十六节 超声刀操作流程

（一）操作流程

超声刀操作步骤见图 3-15。

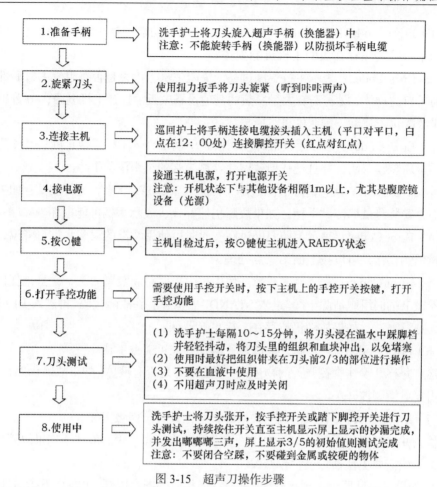

图 3-15　超声刀操作步骤

（二）关机

超声刀关机后处理流程见图 3-16。

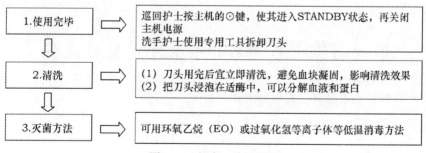

图 3-16　超声刀关机流程

（三）注意事项

1. 如果主机显示故障代码，可以按以下指引处理。

（1）Error Code1：表示主机有故障或主机面板功能键被激活。此时应重启主机，如果故障仍然存在表明主机可能损坏。

（2）Error Code2：表示主机温度过高。关闭主机，检查是否有阻碍主机后部及底部通风口的物体，是否离有大量发热的其他设备太近。打开主机电源，30分钟以内如果故障仍未清除，表明主机可能损坏。

（3）Error Code3：表示手柄故障。①检查手柄是否与主机连接正确；②使用扭力扳手重新装紧刀头，并且把任何残留在器械末端的组织清除干净。

进入STANDBY状态清除故障代码，再进入READY状态，进行测试；如果故障依旧，安装测试棒测试手柄，如果故障仍然存在，表示手柄可能损坏。

（4）Error Code4：表示手柄温度过高。此时可使用常温的灭菌水进行降温，如果故障仍然存在，可以按上面第三点处理。

（5）Error Code5：表示器械故障。使用扭力扳手重新装紧刀头，并且把任何残留在器械末端的组织清除干净。进入STANDBY状态清除故障代码，再进入READY状态，进行测试；如果故障仍然存在，应更换器械。

（6）Error Code6：表示脚开关故障，脚控开关可能被卡住。

检查并移开卡住脚控开关的物体，检查连接头是否有液体。如果故障仍然存在，可能需要更换脚控开关。

（7）Error Code7：表示手控开关故障，手控开关可能被卡住。

检查并移开卡住手控开关的物体，检查手柄连接头是否有液体。如果故障仍然存在，可能需要更换器械或手控开关。

2. 如果在测试器械出现故障，主机显示屏相应的图案闪烁，可按如下指引处理。

（1）器械闪烁：重新安装器械，再进行测试，如果故障依旧，需更换器械。

（2）手柄闪烁：检查连接头是否安装正确，使用测试棒测试手柄，如果故障依旧，需要更换手柄。

第十七节　患者离开手术室前交接流程

患者离开手术室前交接流程见图3-17。

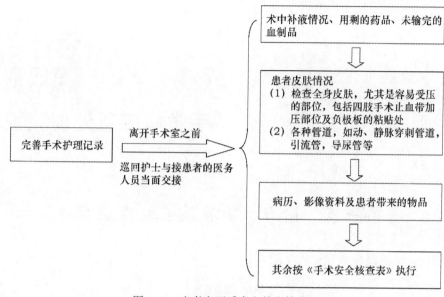

图 3-17 患者离开手术室前交接流程

（马育璇 罗桂元 吴 敏 朱映霞 周 芳）

第四章
手术室应急处理流程

第一节　输血、输液反应处理流程

输血、输液反应处理流程见图 4-1。

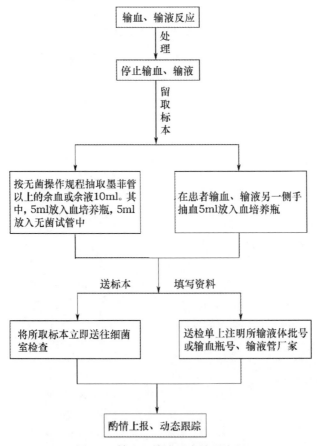

图 4-1　输血、输液反应处理流程

第二节　批量伤员处理流程

批量伤员处理流程见图4-2。

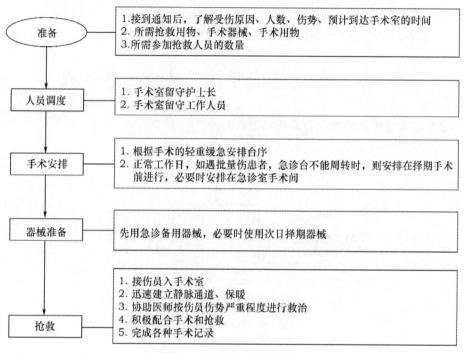

图4-2　批量伤员处理流程

人力安排：

星期一至星期五：

　　日班：全体当班人员

　　夜班：当天夜班2人　　副班2人　　夜留守1人

　　　　　次日夜班1人　　副班2人　　夜留守1人

星期六、日白班：

　　周六日班2人　　日留守1人　　24小时留守

　　周日日班2人　　日留守1人　　24小时留守

星期六夜班：

　　周六夜班2人　　副班2人　　夜留守1人

　　周日夜班2人　　副班2人　　夜留守1人

星期日日班:

    周日日班 2 人　　日留守 1 人　　24 小时留守

    周六日班 2 人　　日留守 1 人　　24 小时留守

星期日夜班:

    周日夜班 2 人　　副班 2 人　　24 小时留守

    周六夜班 2 人　　副班 2 人　　24 小时留守

第三节　手术患者坠床、跌倒应急流程

手术患者坠床、跌倒应急流程见图 4-3。

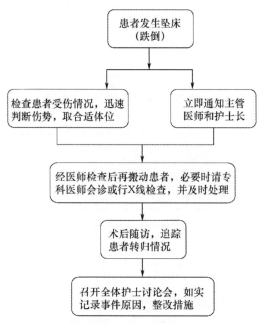

图 4-3　手术患者坠床、跌倒应急流程

第四节　手术患者发生电灼伤、烫伤的应急处理

手术患者发生电灼伤、烫伤的应急处理见图 4-4。

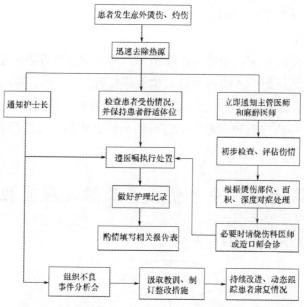

图 4-4 手术患者发生电灼伤、烫伤的应急处理流程

第五节 手术室应对火灾的应急流程

手术室应对火灾的应急流程见图 4-5。

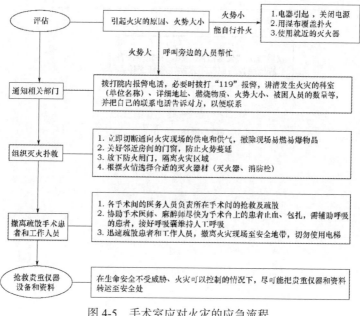

图 4-5 手术室应对火灾的应急流程

疏散原则：避开火源，就近选择步梯疏散转移。

灭火设备的使用：

（1）灭火器使用方法：先拔下保险销 → 一手握紧喷管或一手托住灭火器底部 → 另一手压紧压把 → 喷嘴对准火焰根部扫射。

（2）室内消火栓使用方法：打开消火栓箱门，拉开消防水带，水带一头接在消火栓接口 → 另一头接消防水枪 → 打开消火栓上水阀开关进行灭火或直接拉出消防软管开闸灭火。

第六节　手术室设备故障处理流程

手术室设备故障处理流程见图 4-6。

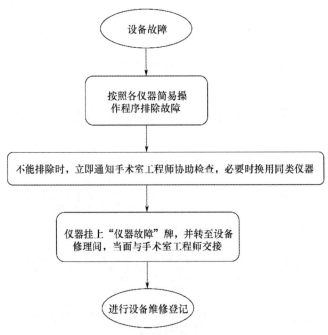

图 4-6　手术室设备故障处理流程

第七节　手术物品清点误差处理程序

手术物品清点误差处理程序见图 4-7。

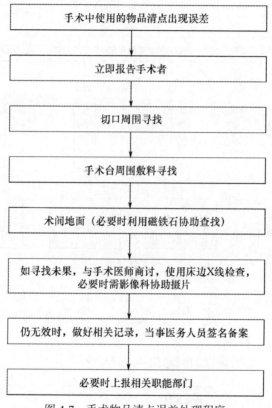

图 4-7　手术物品清点误差处理程序

第八节　手术患者休克应急处理流程

手术患者休克应急处理流程见图 4-8。

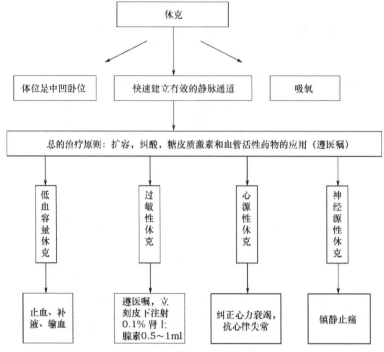

图4-8 手术患者休克应急处理流程

第九节 手术患者呼吸、心搏骤停的应急流程

手术患者呼吸、心搏骤停的应急流程见图4-9。

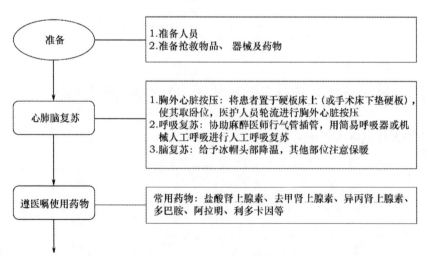

图4-9 手术患者呼吸、心搏骤停的应急流程

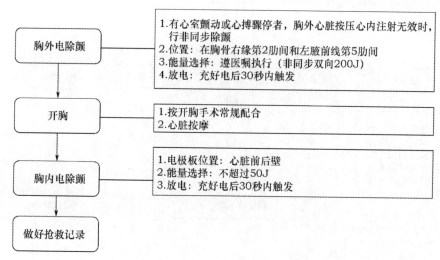

图 4-9　手术患者呼吸、心搏骤停的应急流程（续）

第十节　急性左心衰竭的抢救流程

急性左心衰竭的抢救流程见图 4-10。

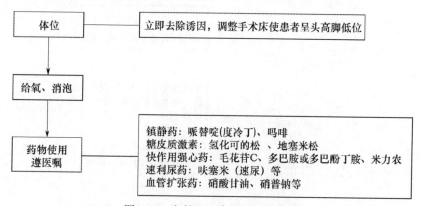

图 4-10　急性左心衰竭的抢救流程

第十一节　职业暴露处理流程

职业暴露处理流程见图 4-11。

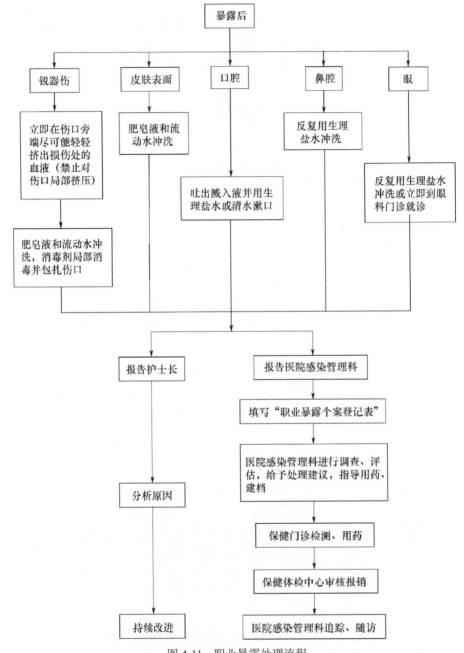

图 4-11 职业暴露处理流程

（马育璇　吴　敏　周　芳）

第一节　手术室试用期护士综合评价表

姓名＿＿＿＿＿＿＿　入职时间＿＿＿＿＿＿＿　评价人（导师）＿＿＿＿＿＿＿　评价时间＿＿＿＿＿＿

评价项目	分值	得分	整体评价（务必填写）
1. 组织纪律	5		
2. 学习态度			
1）工作积极主动	5		
2）注意力集中	5		
3）学习态度端正，能按导师要求先做预习	5		
4）术后按要求做好笔记	5		
5）笔记及时给老师修改	5		
3. 动手能力及无菌观念			
1）静脉穿刺	5		
2）无菌观念	10		
3）手术铺巾、器械台的摆置	5		
4）穿针、带线、传递器械等基本功熟练	15		
5）独立配合小手术	10		
4. 悟性			
1）能够举一反三	10		
2）反应快	8		
3）基本掌握手术室洗手护士工作流程	7		
总分			
说明：1. 违反组织纪律不得分 　　　2. 工作不上心不得分			

注：满分100分，优：90～100分；良：80～89分；中：70～79分；差：<70分。

是否适合手术室工作：适合（　　）　不适合（　　）。

（马育璇）

第二节　手术室洗手护士独立工作能力评价表

姓名＿＿＿＿＿　入职时间＿＿＿＿＿　导师＿＿＿＿＿　评价时间＿＿＿＿＿

评价项目	分值	整体评价
1. 外科洗手		
2. 开包、器械台的摆放		
3. 手术铺巾		
4. 术中无菌操作		
5. 穿针、带线基本功		
6. 器械传递方法的掌握程度		
7. 配合手术时，递送物品的速度（与术者的默契度）		
8. 对手术基本步骤的熟悉程度		
9. 手术物品的准备		
10. 洗手护士工作职责的掌握		
总分		优：45～50分　良：40～45分，中下：<40分
中小手术的独立洗手配合	是□　　　否□	

　　填表说明：每个条目总分为5分，1为较差，2为一般，3为及格，4为良好，5为满意；所有条目分值均≥3分，即可独立洗手，以上评价只针对中小手术。

（马育璇）

第三节　手术室巡回护士独立工作能力评价表

姓名＿＿＿＿＿　入职时间＿＿＿＿＿　导师＿＿＿＿＿

评价项目	分值	评价人	备注说明	评价日期
1. 对当台手术器械护士术中配合的熟悉度				
2. 静脉穿刺				
3. 术前术间的摆置和整理				
4. 常用外科设备的操作（电刀、超声刀等）				
5. 基本手术体位的摆置				
6. 术中对医务人员无菌操作的监督				
7. 手术进展的观察、评估和应急能力				
中小手术的独立巡回	是□　　　否□			

　　填表说明：每个条目总分为5分，1为较差，2为一般，3为及格，4为良好，5为满意；所有条目分值均≥3分，即可独立巡回，以上评价只针对中小手术。

（马育璇）

第四节 手术室夜班护士资格准入评价表

姓名_____ 入职时间_____ 导师_____

评价标准	是否达标		具备值夜班能力		评价人	评价日期
	是	否	是	否		
1. 了解常见急诊手术类型及急诊手术的一般备物						
2. 熟悉一般骨科手术的术中配合						
3. 掌握常见普外手术的术中配合						
4. 掌握常见妇科手术的术中配合						
5. 掌握常见耳鼻喉、口腔手术的术中配合						
6. 掌握常见脑科手术的术中配合						
7. 掌握常见胸科手术的术中配合						
8. 熟悉常见泌尿科手术的术中配合						
9. 了解夜班护士的工作职责						
10. 具备一定的专科评价和应急能力						

（马育璇）

第五节 各级别护士核心能力培训

一、N0级：试用期护士（入职3个月内）培训内容

（一）岗位准入条件

护理专业专科以上学历，热爱社会主义，热爱护理工作，五官端正，具有良好的身体素质、心理素质，有较强的责任心、较好的综合分析能力和敏锐的观察能力。

（二）培训目标

经过培训，熟悉我院各项规章制度，掌握基础护理的知识和技能，了解手术室工作的岗位职责，工作内容及操作流程，在老师的指导下，能完成Ⅰ级手术的配合。

（三）培训内容和要求

1. 培训方式 导师负责制，安排一对一的导师进行带教。

2. 培训内容

（1）专科理论：专科理论、消毒隔离知识。

（2）专科技能：静脉滴注、无菌技术、穿手术衣、手术洗手配合。

（3）护理个案积累

项目	次数	完成次数	项目	次数	完成次数
洗手配合	20		接患者入室	10	
静脉输液	15		平卧位	10	
电灼机使用	10				

3. 具体要求

项目	要求	项目	要求
技术操作	>80分	差错数	0
理论考试	>80分	事故数	0
综合评价	>80分	学时数	>20
完成计划	及时	岗位审核	>80分

（四）考核内容、方式及达标要求

1. 专科理论考核（达标要求）　80分，如手术室专科理论、消毒隔离知识。

2. 专科技能考核（达标要求）　80分。

内容及方式：①基础护理考核（40%）；②专科考核（60%）（每次随机任选一项）。

1）基础护理考核

时间	项目（基础护理）	成绩	项目	成绩
第一个月、第二个月	穿手术衣		简易呼吸囊	
	无菌技术			
第三个月	静脉穿刺		导尿	

2）专科考核

时间	项目（专科）	成绩
第一个月、第二个月	接患者入室、外科洗手	
第三个月	摆器械台、协助铺巾	

3. 基于个案的综合考核（结合情景及病例）　达标要求　65分。

二、N0级：试用期护士（助理护士）培训内容

（一）岗位准入条件

护理专业专科以上学历，热爱社会主义，热爱护理工作，五官端正，具有良好的身体素质、心理素质，有较强的责任心、较好的综合分析能力和敏锐的观察能力。

（二）培训目标

通过培训，使其熟悉医院的规章制度，遵守纪律，关心体贴患者，掌握基础护理理论和基础护理技能，成为一名合格的助理护士。

（三）培训内容和要求

1. 培训方式　一对一的导师负责制。

2. 培训内容

（1）专科理论：手术室专科知识、手术室制度、消毒隔离知识。

（2）专科技能：以基础护理操作为主，掌握以下项目，如备用手术床、导尿、术前皮肤评估及保护、无菌技术、穿脱隔离衣、心肺复苏术等。

（3）护理个案积累

项目	每月指标（次）
接患者入室	10
导尿	1

3. 具体要求

项目	要求	项目	要求
理论考试	>80分	差错数	0
技术操作	>80分	事故数	0
综合评价	>80分	学时数	90学时
完成计划	及时	岗位审核	>60分

（四）考核内容、方式及达标要求

1. 专科理论考核

（1）内容及方式：理论考核内容，如手术室专科知识、手术室制度、消毒隔离知识。

（2）达标要求：60分。

2. 专科技能考核

（1）内容：备用手术床、导尿术、无菌技术、穿手术衣、心肺复苏术、简易呼吸囊。

（2）方式：以抽签的方式选择其中一种。

（3）达标要求：80分。

3. 基于个案的综合考核（结合情景及病例）　达标要求：65分。

三、N1级：手术室护理师岗前培训内容

（一）岗位准入条件

1. 具备已注册的护士执业资格证。

2. 在N0基础上具备病情观察、分析、判断及抢救能力。

3. 具备初步带教能力。

4. 完成N0培训任务并考核合格。

（二）培训目标

通过培训，具有良好的思想品质、心理素质和职业道德，能比较系统地掌握手术室专业理论、基本知识、基本技能，在老师的指导下逐步熟悉Ⅰ～Ⅱ级手术的配合工作。

（三）培训内容及要求

1. 培训方式　由导师及各专科组长进行专科理论及技术指导。

2. 培训内容

（1）专科理论：手术室制度、手术室专科知识、消毒隔离知识、职业安全防护。

（2）专科技能

1）基础护理七项：静脉输液、穿隔离衣、脱隔离衣、无菌操作、简易呼吸囊、徒手心肺复苏、导尿术。

2）专科操作：侧卧位、俯卧位、截石位、甲状腺体位的摆置。

（3）护理个案积累

项目	年例数	完成情况	项目	年例数	完成情况
侧卧位	20		甲状腺体位	40	
俯卧位	10		截石位	20	
手术洗手配合	100		Ⅰ～Ⅱ级手术巡回配合	100	

3. 具体要求

项目	要求	项目	要求
综合评价	>80分	事故数	0
年度考评	称职	学时数	>120
完成计划	及时		

（四）考核内容、方式及达标要求

1. 专科理论考核

（1）内容及方式

1）内容：手术室制度、手术室专科知识、消毒隔离知识、职业安全防护。

2）考核方式：半年 1 次专科理论考核。

（2）达标要求：＞60 分。

2. 专科技能考核

（1）内容及方式（科室每半年 1 次，每次根据当天手术随机选择一项）

项目	成绩	项目	成绩
侧卧位摆置		截石位摆置	
俯卧位摆置		甲状腺体位摆置	

（2）达标要求：＞80 分。

3. 基于个案的综合考核（结合情景及病例）　达标要求：70 分。

四、N2 级：手术室护理师培训内容

（一）岗位准入条件

1. 具备已注册的护士执业资格证。

2. 在 N1 基础上具备病情观察、分析、判断及抢救能力。

3. 具备带教和主持护理查房的能力。

4. 能完成Ⅰ～Ⅲ级手术配合。

5. 完成 N1 培训任务并考核合格。

（二）培训目标

1. 通过培训巩固专科护理理论与操作技能，强化实施整体护理能力，逐步培养临床护理教学能力和论文写作能力。

2. 熟悉心肺复苏技术、简易呼吸器的使用，掌握各专科手术配合。

3. ①掌握护理查房技巧；②胜任临床护理带教及理论小课；③每年撰写护理论文一篇。

（三）培训内容及要求

1. 培训方式　由各专科组长负责进行专科理论和技能的指导。

2. 培训内容

（1）专科理论：控感知识、手术室制度、熟悉各手术专科基本理论、基本知识。

（2）专科技能：教学讲课、护理查房、操作示范。

（3）护理个案积累

项目	次数	完成情况	项目	次数	完成情况
侧卧位摆置	20		甲状腺体位摆置	40	
俯卧位摆置	20		截石位摆置	20	
Ⅰ～Ⅲ级手术 洗手配合	100		Ⅰ～Ⅲ级手术 巡回配合	100	

3. 具体要求

项目	要求	项目	要求
护理操作示范	>75 分	差错数	0
护理查房	>75 分	事故数	0
综合评价	>60 分	学时数	>120
年度考评	称职	完成计划	及时

（四）考核内容、方式及达标要求

1. 专科理论考核

（1）内容：控感知识、手术室制度、所轮训专科基本理论、基本知识。

（2）频次：每年 1 次。

2. 专科技能考核

（1）内容：教学讲课、护理查房、操作示范、所轮手术专科的相关操作及设备使用。

（2）频次：每半年 1 次操作示范。

3. 基于个案的综合考核（结合情景及病例）　达标要求：75 分。

五、N3 级：手术室主管护理师培训内容

（一）岗位准入条件

1. 具备已注册的护士执业资格证。

2. 在 N2 基础上熟练掌握各专科理论知识及专科操作技能，完成 N2 培训任务并考核合格。

3. 能胜任 Ⅰ～Ⅳ级手术配合。

4. 能够处理突发应急事件。

5. 具备良好的教学和科研能力。

6. 能较好地主持疑难复杂手术的护理查房。

7. 在护士长不在班的情况下，担当手术室管理工作。

（二）培训目标

1. 承担难度较大的护理技术操作，解决护理疑难问题，协助护士长进行护理管理。

2. 协助护士长对本科室护理人员进行业务技术培训、考核，担任教学，指导进修、实习护士。

3. 学习、运用护理先进技术，开展新业务、新技术和护理科研，撰写学术论文。

（三）培训内容及要求

1. 培训方式　以自学为主。

2. 培训内容

（1）专科理论：在 N2 级理论培训的基础上掌握以下内容：

1）熟练掌握各手术专科理论知识。

2）护理管理知识。

3）了解撰写护理论文和护理科研知识。

（2）专科技能：教学讲课、护理查房、操作示范、所轮训手术专科的相关操作及设备使用。

（3）护理个案积累。

3. 具体要求

项目	要求	项目	要求
理论考试	>80分	差错数	0
护理查房或小课	>80分	完成计划	及时
综合评价	>80分		

（四）考核内容、方式及达标要求

1. 专科理论考核　达标要求：80分。

内容及方式

组织部门	考核内容	考核周期
科室	专科理论、控感知识、相关学科知识；护理小课	每年一次

2. 专科技能考核　达标要求：80分。

内容及方式：所轮专科复杂疑难手术的患者术前风险评估、用物准备、术中配合、围术期患者的安全管理。

3. 基于个案的综合考核（结合情景及病例）　达标要求：80分。

六、N4 级：手术室副主任护理师培训内容

（一）岗位准入条件

1. 完成 N3 培训任务并考核合格。

2. 在 N3 基础上具备良好的沟通、协调能力。

3. 具备良好的应急应变能力并能指导处理临床疑难问题。

4. 具备临床教学、科研和授课能力。

5. 具备组织、决策、管理和领导能力。

（二）培训目标

1. 在护理部领导下和科主任、科护士长指导下进行护理理论、技术、科研和教学工作。

2. 协助、指导本科室组织的护理查房，了解国内外专科护理发展动态，努力引进新业务、新技术，担任提高护理质量、提高手术室业务技术水平的任务。

3. 组织主管护师、进修护师的业务学习，拟订教学计划，并负责讲授。

4. 组织护理学术讲座，检查围术期护理的质量，参加指导重大手术、抢救工作，带领或指导下级护士讨论、解决疑难问题。

5. 负责护理系和专修科学生临床实习的教学。

6. 进行护理经验总结，参与手术室规章制度的制订，撰写护理专著和论文。

（三）培训内容及要求

在医院护理部和科主任领导下进行专科学习（临床、教学、科研、管理）。

1. 培训内容

（1）专科核心理论：护理管理、护理科研、护理教育基本及学科前沿知识。

（2）专科核心技能：护理查房。

（3）护理个案积累。

2. 具体要求

项目	要求	项目	要求
理论考试	>80 分	差错数	0
护理查房或小课	>80 分	完成计划	及时
综合评价	>80 分		

（四）考核内容、方式及达标要求

科护士长定期对其进行职责审核；医院护理部统一考核。

（马育旋　罗桂元　吴　敏　周　芳）

第六节　手术室护士专科培训方案及评估

一、神经科专科业务评估表

姓名_____轮科时间____年___月至___年___月　评价时间_____成绩_____

内容	培训前(自评)					培训后(自评)					培训后(老师评)				
	5	4	3	2	1	5	4	3	2	1	5	4	3	2	1
1. 前颅手术配合（脑膜瘤、胶质瘤）洗手、巡回															
2. 后颅手术配合(听神经瘤、小脑) 洗手、巡回															
3. 椎管手术配合 洗手、巡回															
4. 垂体瘤手术配合 洗手、巡回															
5. V-P手术配合 洗手、巡回															
6. 脑钻孔手术配合 洗手、巡回															
7. A-V-M手术配合 洗手、巡回															
8. 脑室镜手术配合 洗手、巡回															
9. 脑科侧卧位、侧俯卧位、俯卧位、仰卧位摆置及准备															
10. 冲水双极使用配合、保养、清洁															
11. 显微镜使用配合、清洁															
12. 蛇牌气钻使用、清洁、拆装、保养、交班															
13. 绿色气钻使用、清洁、拆装、保养、交班															
14. 西德特殊仪器使用、清洁、保养、交班															
15. 颅骨钉等植入物的使用、登记、收费、贴标签等															
16. 脑科手术床的使用、保养、注意事项															
17. 脑科头架的使用、保养、注意事项															

续表

内容	培训前(自评)					培训后(自评)					培训后(老师评)				
	5	4	3	2	1	5	4	3	2	1	5	4	3	2	1
18. 脑科手术室内环境摆设、特殊药物、使用															
19. 立体定向的手术配合洗手、巡回															
20. MR 手术的巡回配合															
21. MR 手术的洗手配合															
22. MR 手术术中转运的洗手、巡回配合															
23. 脑动脉瘤介入治疗															
24. 脑功能区肿物切除加术中唤醒的洗手、巡回配合															
自我评价															
组长评价 组长签名															
护士长评价															
医师评价（分数 1～5 分）															

注：5 分，熟练掌握；4 分，掌握；3 分，基本掌握；2 分，不熟悉；1 分，未接触。打分为 1～5 分表示满意度逐渐增加，≤3 分为不合格。

（苏月蕉　韦南茉）

二、耳鼻喉科专科业务评估表

姓名_____轮科时间____年__月至___年__月　评价时间_____成绩_____

内容	培训前（自评）					培训后（自评）					培训后（老师评）				
	5	4	3	2	1	5	4	3	2	1	5	4	3	2	1
耳鼻喉科															
1. 内镜显示系统使用（stoze、wolf）															
2. ENT 综合动力系统（切割器）、耳钻、喉钻的使用及注意事项															
3. 等离子消融机器的使用及注意事项															

续表

内容	培训前（自评）					培训后（自评）					培训后（老师评）				
	5	4	3	2	1	5	4	3	2	1	5	4	3	2	1
4. ENT 手术的配药、用药注意事项															
5. 乳突根治、鼓室成形术配合															
6. 耳内镜下耳置管术配合															
7. FESS 手术、鼻中隔矫正手术配合															
8. 鼻内镜下脑脊液鼻漏修补术的手术配合															
9. 鼻内镜下垂体瘤切除术配合															
10. 鼻内镜下视神经解压术配合															
11. 支撑喉镜下 CO_2 激光声带肿物取出术配合															
12. 鼻内镜下腺样体及扁桃体摘除术配合															
13. UPPP 术配合															
14. 气管切开、喉癌根治＋颈淋巴清扫术配合															
自我评价															
组长评价															
											组长签名				
护士长评价															
医师评价（分数1~5分）															

注：5分，熟练掌握；4分，掌握；3分，基本掌握；2分，不熟悉；1分，未接触。打分为1~5分表示满意度逐渐增加，≤3分为不合格。

（黄柳芳）

三、口腔、眼科专科业务评估表

姓名_____轮科时间___年___月至___年___月　评价时间_____　成绩____

内容	培训前（自评）					培训后（自评）					培训后（老师评）				
	5	4	3	2	1	5	4	3	2	1	5	4	3	2	1
口腔															
1. 口腔科手术配合（器械护士的工作）															
2. 口腔科手术配合（巡回护士的工作）															
3. 颌骨骨折钛板钛钉手术配合															
4. 血管化髂骨肌皮瓣修复下颌骨的手术配合															
5. 舌癌颈淋巴结清扫术的手术配合															
6. 腭裂手术体位的摆置及手术配合															
7. 种牙的手术配合															
8. 来复锯、微型摆动锯、摆动锯西德（蛇牌）、小磨钻、史塞克锯的使用及注意事项															
眼															
1. 超乳机器使用															
2. 泪道复通高频治疗仪的使用															
3. 各种眼科药物的使用															
4. 超乳手术配合															
5. 鼻泪道复通术的手术配合															
6. 白内障、青光眼联合术的手术配合															
7. 眼球摘除术的手术配合															
8. 泪囊鼻腔吻合术的手术配合															
9. 斜视矫正术的手术配合															
10. 上眼睑下垂手术配合															
自我评价															
组长评价　　　　　　　　　　　　　　　　　　　　　　组长签名															
护士长评价															
医师评价（分数1~5分）															

注：5分，熟练掌握；4分，掌握；3分，基本掌握；2分，不熟悉；1分，未接触。打分为1~5分表示满意度逐渐增加，≤3分为不合格。

（谢　洁　陈育贞）

四、心脏外科专科业务培训评估表

姓名_____轮科时间___年__月至___年__月 评价时间_____成绩_____

内容	培训前（自评）					培训后（自评）					培训后（老师评）				
	5	4	3	2	1	5	4	3	2	1	5	4	3	2	1
1. 各种胸骨锯的使用及注意事项															
2. 制冰机的使用及注意事项															
3. 体外循环金属钛夹的使用及注意事项															
4. 心脏各种缝线的使用及注意事项															
5. 各种测瓣器、旋瓣器、试瓣器的识别及注意事项															
6. 心脏手术特殊物品、贵重器械的使用及注意事项															
7. 体外循环手术药物的配制使用及注意事项															
8. 体外循环的建立与撤除的手术配合															
9. 婴幼儿体外循环的手术配合															
10. 心脏瓣膜置换的手术配合															
11. 大血管的手术配合															
12. 冠状动脉旁路移植术的手术配合															
13. 胸腔镜辅助下体外循环的手术配合															
14. 心脏移植的手术配合															
15. 心肺移植的手术配合															
16. 动脉导管未闭结扎术的手术配合															
17. 心包剥离术的手术配合															
自我评价															
组长评价 组长签名															
护士长评价															
医师评价（分数1~5分）															

注： 5分，熟练掌握；4分，掌握；3分，基本掌握；2分，不熟悉；1分，未接触。打分为1~5分表示满意度逐渐增加，≤3分为不合格。

（余小曼 陈洁春）

五、胸科专科业务评估表

姓名_____ 轮科时间____年__月至____年__月　评价时间_____成绩_____

内容	培训前（自评）					培训后（自评）					培训后（老师评）				
	5	4	3	2	1	5	4	3	2	1	5	4	3	2	1
1. 水封瓶的使用															
2. 食管癌三切口体位的摆置															
3. 胸腔镜切割器的使用															
4. 胸腔镜下肺叶切除的配合															
5. 胸腔镜下漏斗胸的配合															
6. 胸腔镜下胸交感神经切除的配合															
7. 三切口食管癌切除的巡回配合															

自我评价

组长评价

组长签名

护士长评价

医师评价（分数1~5分）

注： 5分，熟练掌握；4分，掌握；3分，基本掌握；2分，不熟悉；1分，未接触。打分为1~5分表示满意度逐渐增加，≤3分为不合格。

（曾盈盈）

六、普外科专科业务培训评估表

姓名_____轮科时间___年___月至___年__月　　评价时间_____成绩_____

内容	培训前（自评）					培训后（自评）					培训后（老师评）				
	5	4	3	2	1	5	4	3	2	1	5	4	3	2	1
1. 熟练配合中小手术，如甲状腺瘤切除术、阑尾切除术、胃大部切除术、胆囊切除术、腹股沟疝修补术等（包括腔镜）															
2. 熟练配合中大手术，如颈、股动脉人工血管置换，切肠、脾、胆肠 Roxy 等手术															
3. 熟练配合大手术：如腹主动脉瘤、胃癌、直肠癌、胰十二指肠切除，半肝切除等手术															
4. 熟练配合特大手术，如各复杂的肝切除、胃肠、腹腔血管等手术															
5. 能正确摆设甲状腺手术体位、平卧位、45°侧卧位、90°侧卧位（食管手术）															
6. 能正确摆设直肠癌手术的截石位、改良截石位及其消毒铺巾的配合（包括腔镜）															
7. 熟悉并能熟练地对进口及国产吻合器更换钉仓、安装和拆卸及熟悉各型吻合器的使用															
8. 熟悉超声水刀（CUSA）的操作、连接、清洗、保养和消毒等注意事项															
9. 熟悉胆道镜的使用、连接、清洗和消毒等注意事项															
10. 下腔或门静脉取癌栓等手术															
11. 熟练配合各普外腔镜手术体位摆置及摄像系统的摆放															
12. 熟练掌握超声刀、微波消融、Habib 的使用															
13. 胸交感神经切断器械配合															
14. 胸交感神经切断巡回配合															
15. 熟悉乳腺麦默通手术配合及机器使用															
16. 大隐静脉抽剥及腔镜下下肢交通静脉手术配合															
17. DSA 手术配合（血管）															
自我评价															

续表

内容	培训前（自评）					培训后（自评）					培训后（老师评）				
	5	4	3	2	1	5	4	3	2	1	5	4	3	2	1
组长评价															
										组长签名					
护士长评价															
医师评价（分数 1~5 分）															

注：5 分，熟练掌握；4 分，掌握；3 分，基本掌握；2 分，不熟悉；1 分，未接触。打分为 1~5 分表示满意度逐渐增加，≤3 分为不合格。

（梁敏妮　吴　敏　杨　兵）

七、达芬奇机器人手术、器官移植手术专科业务培训评估表

姓名＿＿＿轮科时间＿＿＿年＿＿月　评价时间＿＿＿评价者＿＿＿成绩＿＿＿

内容	培训前（自评）					培训后（自评）					培训后（老师评）				
	5	4	3	2	1	5	4	3	2	1	5	4	3	2	1
1. 达芬奇机器人基本结构认识、开机与收机															
2. 达芬奇机器人常用器械，各教授器械使用习惯															
3. 达芬奇机器人手术收费注意事项															
4. 达芬奇机器人手术体位及机器人摆置：肝、胆、胰															
5. 达芬奇机器人手术体位及机器人摆置：肾、输尿管、前列腺、膀胱															
6. 达芬奇机器人手术体位及机器人摆置：胃、右半结肠、左半结肠、直肠															
7. 达芬奇机器人手术体位及机器人摆置															
8. 达芬奇机器人手术配合（巡回）															
9. 达芬奇机器人手术配合（洗手）															
10. 肝移植手术配合（巡回）															
11. 肝移植手术配合（洗手）															
12. 器官联合移植术手术配合（巡回）															

续表

内容	培训前（自评）					培训后（自评）					培训后（老师评）				
	5	4	3	2	1	5	4	3	2	1	5	4	3	2	1
13. 器官联合移植术手术配合（洗手）															
14. 肾移植手术配合（巡回）															
15. 肾移植手术配合（洗手）															
16. 器官捐献手术配合															
自我评价															
组长评价											组长签名				
护士长评价															
医师评价（分数1～5分）															

注：5分，熟练掌握，4分，掌握；3分，基本掌握；2分，不熟悉；1分，未接触。打分1～5分表示满意度逐渐增加，≤3分为不合格。

（曾庆兵）

八、泌尿专科业务评估表

姓名_____轮科时间___年__月至___年__月　评价时间：_____成绩_____

内容	培训前（自评）					培训后（自评）					培训后（老师评）				
	5	4	3	2	1	5	4	3	2	1	5	4	3	2	1
1. 掌握泌尿科截石位、侧卧位手术体位的摆置															
2. 掌握泌尿科俯卧位、折刀位、斜仰截石位手术体位的摆置															
3. 掌握泌尿科各种机器的使用流程及注意事项(激光机、弹道碎石机、超声弹道碎石机、灌注泵）															
4. 熟悉泌尿科各种内镜的种类、配件、用途															
5. 掌握泌尿科膀胱镜、输尿管镜手术、经尿道电切术的配合及各种内镜手术的配合															
6. 掌握泌尿科经皮肾镜碎石、输尿管软镜、EMS 手术配合															

内容	培训前（自评）					培训后（自评）					培训后（老师评）				
	5	4	3	2	1	5	4	3	2	1	5	4	3	2	1
7. 各种开放手术的配合（肾部分切除、肾切除、输尿管切开取石）															
8. 掌握泌尿科全膀胱切除、前列腺癌手术配合															
9. 掌握泌尿科腹腔镜下各种手术的配合（肾部分切除、肾切除、肾盂输尿管整形、全膀胱切除、前列腺癌）															
10. 熟悉泌尿科各种贵重物品的种类及用途															
自我评价															
组长评价 组长签名															
护士长评价															
医师评价（分数1～5分）															

注：5分，熟练掌握；4分，掌握；3分，基本掌握；2分，不熟悉；1分，未接触。打分为1～5分表示满意度逐渐增加，≤3分为不合格。

（杨　云　杨秀霞）

九、骨科专科业务培训评估表

姓名_____轮科时间___年__月至___年__月 评价时间_____成绩_____

内容	培训前(自评)					培训后(自评)					培训后(老师评)				
	5	4	3	2	1	5	4	3	2	1	5	4	3	2	1
四肢															
1. 止血带的使用及注意事项															
2. 石膏前后托固定															
3. 上下肢软组织手术															
4. 上下肢骨折切开复位、钢板螺钉、交锁钉内固定手术															
5. 股骨粗隆骨折 DHS 钉、空心钉内固定															
6. 股骨头置换术															
7. 牵引床的使用															
8. 右髋臼截骨及髋人字形石膏固定术															
脊柱															
1. 椎间盘手术的配合															
2. 腰椎活脱切开复位内固定术															
3. 脊柱侧弯矫正手术配合															
4. 颈椎后、前路手术配合															
5. 椎体成形手术配合															
关节和骨肿瘤															
1. 全髋关节手术置换器械配合															
2. 膝关节手术置换器械配合															
3. 全髋关节的体位摆置															
4. 上下肢肿瘤切除及假体置换手术配合															
5. 骶尾肿瘤手术配合															
6. 骨盆肿瘤手术配合															
7. 关节镜手术配合															
8. 蛇牌电钻电锯的使用															
9. 关节镜下前、后交叉韧带修补术															
10. 骨水泥的使用															

续表

内容	培训前(自评)					培训后(自评)					培训后(老师评)				
	5	4	3	2	1	5	4	3	2	1	5	4	3	2	1
11. 沙滩位的摆放															
自我评价															
组长评价　　　　　　　　　　　　　　　　　　　　　　　　　　　组长签名															
护士长评价															
医师评价（分数 1～5 分）															

注：5 分，熟练掌握；4 分，掌握；3 分，基本掌握；2 分，不熟悉；1 分，未接触。打分为 1～5 分表示满意度逐渐增加，≤3 分为不合格。

（丁丽英　陈柳云）

十、显微创伤外科专科业务培训评估表

姓名＿＿＿轮科时间＿＿年＿＿月至＿＿年＿＿月　　评价时间＿＿＿＿成绩＿＿＿＿

内容	培训前（自评）					培训后（自评）					培训后（老师评）				
	5	4	3	2	1	5	4	3	2	1	5	4	3	2	1
1. 带血管的腓胫神经移植术的配合															
2. 臂丛正中神经、桡神经探查修复术的手术配合															
3. 股薄肌移植修复臂丛神经术配合															
4. 健侧颈 7 移植修复臂丛神经术配合															
5. 成人取皮刀使用、成人取皮鼓使用															
6. 电动取皮刀使用															
7. 电刺激器使用															
8. 显微电钻、电锯的使用															
9. 外固定支架使用															
10. 外伤清创、断指再植术配合															
11. 腕关节镜的使用															

续表

内容	培训前（自评）					培训后（自评）					培训后（老师评）				
	5	4	3	2	1	5	4	3	2	1	5	4	3	2	1
12. 内镜下的手术配合															
自我评价															
组长评价 <div align="right">组长签名</div>															
护士长评价															
医师评价（分数 1~5 分）															

注：5 分，熟练掌握；4 分，掌握；3 分，基本掌握；2 分，不熟悉；1 分，未接触。打分为 1~5 分表示满意度逐渐增加，≤3 分为不合格。

（陈育贞）

十一、小儿外科、整形外科专科业务培训评估表

姓名_____轮科时间____年___月至___年___月 评价时间_____成绩_____

内容	培训前（自评）					培训后（自评）					培训后（老师评）				
	5	4	3	2	1	5	4	3	2	1	5	4	3	2	1
小儿外科															
1. 小儿膀胱镜、尿道镜、电切镜的使用															
2. 腔镜器械的名称及用途、特殊设备及仪器的使用															
3. 掌握小儿三种年龄段截石位的摆置方法															
4. 掌握婴儿肾积水 90° 侧卧位的摆置															
5. 膈疝、食管闭锁的手术配合															
6. 巨结肠、肛门闭锁的手术配合															
7. 性腺探查、隐睾手术的配合															
8. 小儿胆道闭锁的手术配合（包括腔镜及开放手术）															

续表

内容	培训前（自评）					培训后（自评）					培训后（老师评）				
	5	4	3	2	1	5	4	3	2	1	5	4	3	2	1
9. 肾积水的手术配合（包括腔镜及开放手术）															
整形外科															
1. 抽脂机的使用及注意事项															
2. 电动取皮刀的使用及注意事项															
3. 脑瘫体位摆置															
4. 抽脂手术的配合															
5. 耳朵再造手术配合															
6. 鼻整形及隆鼻手术配合															
7. 隆胸手术配合															
自我评价															
组长评价 组长签名															
护士长评价															
医师评价（分数 1~5 分）															

注：5 分，熟练掌握；4 分，掌握；3 分，基本掌握；2 分，不熟悉；1 分；未接触。打分为 1~5 分表示满意度逐渐增加，≤3 分为不合格。

（吴　敏　陈育贞）

十二、妇科专科业务培训评估表

姓名_____轮科时间___年___月至___年___月　评价时间_____成绩_____

内容	培训前（自评）					培训后（自评）					培训后（老师评）				
	5	4	3	2	1	5	4	3	2	1	5	4	3	2	1
1. 腹腔镜器械的名称及用途															
2. 腹腔镜特殊设备（摄像系统、气腹机、电灼机、工作站、PK 刀、超声刀、碎宫机、Leep 刀机、人流机、膨宫机）使用															

续表

内容	培训前（自评）					培训后（自评）					培训后（老师评）				
	5	4	3	2	1	5	4	3	2	1	5	4	3	2	1
3. 腹腔镜摄像系统的正确摆置															
4. 腹腔镜特殊手术体位的摆置															
5. 腹腔镜手术洗手护士配合															
6. 腹腔镜手术巡回护士配合															
7. Leep 刀锥切手术配合															
8. 宫腔镜检查手术配合															
9. 宫腔镜电切手术配合															
10. 人工流产手术配合															
11. 妇科开腹手术洗手护士配合															
12. 妇科开腹手术巡回护士配合															
13. 妇科阴式手术洗手护士配合															
14. 妇科阴式手术巡回护士配合															
自我评价															
组长评价 组长签名															
护士长评价															
医师评价（分数 1~5 分）															

注：5 分，熟练掌握；4 分，掌握；3 分，基本掌握；2，不熟悉；1 分，未接触。打分为 1~5 分表示满意度逐渐增加，≤3 分为不合格。

（谢 洁 耿熹洁）

第六章

手术室专科知识问答

第一节　神经外科知识问答

1. 手术中荧光造影剂使用何种液体稀释？

答：注射用水 5ml。

2. 乳酸钠林格液冲洗脑室镜的温度是多少？

答：37℃。

3. 硬脑膜外血肿有什么典型的症状？

答：昏迷-清醒-再昏迷，简称中间清醒期。

4. 颅内一共有多少个脑室？

答：颅内脑室包括左右侧脑室，第三脑室和第四脑室。

5. 降低颅内压的首选药物是什么？

答：20%甘露醇。

6. 脑科侧俯卧位最适用于哪种手术？

答：小脑脑桥角肿瘤。

7. 颅骨分哪几块？

答：颅骨包括 2 块颞骨、2 块顶骨、1 块额骨、1 块枕骨、1 块蝶骨、1 块筛骨。

8. 十二对脑神经的名称是什么？

答：十二对脑神经分别是嗅神经、视神经、动眼神经、滑车神经、三叉神经、展神经、面神经、听神经、舌咽神经、迷走神经、副神经和舌下神经。

9. 脑室镜分哪几种？

答：脑室镜分工作镜和观察镜两种。

10. 神经外科气动钻使用的气体是什么？

答：氮气。

11. 神经外科 DBS 手术治疗哪种疾病？

答：DBS 手术治疗帕金森病。

12. 神经外科手术中使用德巴金主要治疗何种症状？

答：使用德巴金主要治疗癫痫。

13. 三叉神经微血管减压术常摆哪种体位？

答：三叉神经微血管减压术常摆体位为侧卧位。

14. 使用立体定向常用的手术有哪些？

答：常用的手术有 DBS 和脑科肿瘤活检术。

15. CUSA 使用后三种液体的冲洗顺序是什么？清洗时注意事项有哪些？

答：冲洗顺序为先用双氧水注入管腔→生理盐水冲洗→注射用水冲洗。

注意事项：每次用后吸注射用水清洗至管腔无血渍，清洗超声手柄时，红、绿两个胶圈勿掉。

16. 术中使用罂粟碱的目的是什么？

答：术中使用罂粟碱的目的是解除血管痉挛。

17. 常用的颅内压监护仪探头有哪几种？

答：颅内压监护仪探头有硬膜下探头和脑室内探头两种。

18. 颅内压正常压力值是多少？

答：颅内压正常压力值为 120 ~ 180mmH$_2$O。

19. 枕骨大孔疝与小脑幕切迹疝的主要区别是什么？

答：枕骨大孔疝出现呼吸和心率的变化较早，瞳孔改变和意识障碍出现较晚。

20. 神经外科术前使用地塞米松的目的是什么？

答：神经外科术前使用地塞米松的目的是减轻脑水肿。

21. 使用脑电钻的注意事项有哪些？

答：使用脑电钻的注意事项包括检查电钻性能是否良好，配件是否齐全，正确安装电钻，并根据使用的部位不同及时更换钻头，且使用的气体是氮气。

22. 使用脑室镜的注意事项有哪些？

答：使用脑室镜的注意事项包括检查脑室镜的性能是否良好，配件是否齐全，正确连接镜子及光源，用恒温乳酸钠林格液冲洗脑室，术毕用注射用水擦洗镜子，做好交班及检查工作。

23. 神经外科显微镜的使用注意事项有哪些？

答：神经外科显微镜的使用注意事项包括检查显微镜性能是否良好，推动机器时防止碰撞及振荡，上无菌套时先取下镜头盖，关镜时先关开关再拔电源。

24. 使用脑科超声吸引器时关电源顺序是什么？

答：关电源顺序为机器前面开关→面板控制开关→器后面主开关。

25. 神经外科常用药物的使用方法是什么？

答：根据医嘱用药及量并注意观察用药后反应。

（1）甘露醇的用法：①一般开始钻颅骨时可开始静脉滴注甘露醇；②15～30分钟滴完；③注意观察尿量。

（2）脑科德巴金的用法：①根据医嘱用量；②一般在手术开始后使用；③400mg静脉缓慢注射；④800mg加入 5%葡萄糖溶液 500ml 中静脉单独输液管滴入，每分钟 6 滴，维持 24 小时。

（3）甲泼尼龙的用法：①根据医嘱用量；②一般加入 5%葡萄糖溶液 100ml 中缓慢滴入；③手术开始后可用药，30 分钟内滴完。

（4）地塞米松的用法：在麻醉气管插管后生命体征平稳时可静脉注射。

26. 气钻用完后的正确拆卸方法是什么？

答：贴余气量→关闭气瓶→放余气→卸下连接气管、减压表、脚踏→卸下马达、钻头、刀头等。

（苏月蕉　韦南茉）

第二节　眼科知识问答

1. 术前洗眼消毒常用什么？

答：术前洗眼消毒常用 0.005%安多福，5%聚维酮碘。

2. 眼内冲眼液有哪些？

答：眼内冲眼液有必施、世可、平衡盐灌注液。

3. 术前用何种散瞳药？

答：术前多用复方托吡卡胺滴眼液（术前 30 分钟，每隔 5 分钟滴 1 次，共 4 次）散瞳。

4. 术前用何种缩瞳药？

答：术前缩瞳药多用硝酸毛果芸香碱。用法：硝酸毛果芸香碱与平衡盐注射液（或必施、世可）等量混合，术中经前房注射。

5. 术中用何种抗炎抗感染药？

答：庆大霉素/妥布霉素和地塞米松、万古霉素，术毕注射。

6. 术后常用的抗菌眼膏有哪些？

答：碘必殊（妥布霉素地塞米松眼膏）、泰乐必妥（术毕涂眼、包眼）。

7. 抗瘢痕组织异常增生用何种药？如何配制？

答：丝裂霉素，0.2～0.25g/ml（青光眼术：做好巩膜瓣用）。

配剂：40ml 生理盐水加入 10mg 丝裂霉素（1 瓶）。

8. 常用局麻药物有哪些？

答：2%利多卡因、布比卡因（术前球后注射）。

9. I/A（抽吸）手柄术后如何清洁？

答：先用空注射器回抽，再用蒸馏水冲洗。

10. 需要使用显微镜的手术有哪些？

答：白内障手术、青光眼小梁切除术、胬肉切除术、角膜移植等内眼手术。

11. 特殊器械的灭菌方法有哪些？

答：切割器，低温气体灭菌；超乳手柄和超乳仪，高压蒸汽灭菌。

（陈育贞　廖冰野）

第三节　耳鼻喉科知识问答

1. 耳的生理功能有哪些？

答：耳的生理功能主要有以下两方面。

（1）听觉功能：声波传入内耳的途径有两条，一为空气传导，二为骨传导，以前者为主。

（2）平衡功能：在正常情况下，人体平衡的维持有赖于本体感应器、视器及前庭器官的相互协调一致，其中以前庭器官最为重要。

2. 中耳包括哪几部分？

答：中耳包括鼓室、咽鼓管、鼓窦、乳突及茎突五部分。

3. 鼓室内容包括什么？

答：鼓室内容包括三块听小骨（即锤骨、砧骨、镫骨）、听骨韧带、肌肉、神经。

4. 何为梅尼埃病？

答：本病为内耳膜迷路积水所致，表现为发作性眩晕、波动性耳聋、耳鸣、耳内胀满感等症状。

5. 非化脓性中耳炎的不同命名有哪些？其病因主要是什么？

答：非化脓性中耳炎又称为渗出性中耳炎、浆液性中耳炎、卡他性中耳炎、分泌性中耳炎。

本病病因主要是咽鼓管功能障碍、感染和免疫反应所致。

6. 先天性耳道闭锁患者手术时期如何选择？

答：如双侧外耳道闭锁，则应在学龄前手术为宜，若延迟时间，可影响语言的正常发展和学习。耳蜗功能有损害者手术无效。单侧外耳道闭锁的治疗时间可酌情而定，一般在成年。但应时常检查耳蜗功能，以免功能减退，失去治疗的机会。

7. 鼓室成形手术的意义是什么？

答：清除鼓室内病变，重建听骨链，修补骨膜，改善鼓室的声传导作用，以达到增进听力的目的。

8. 乳突根治术的目的是什么？

答：治疗慢性化脓性中耳炎及乳突炎时，目的不仅在于彻底清除乳突、鼓窦内病变，还应同时彻底清除鼓室内病变组织，封闭咽鼓管鼓室口，使乳突、鼓窦、鼓室及外耳道形成一个相通连的大腔，腔内覆盖上皮，断绝感染来源，即可达到彻底愈合。

9. 什么手术需在术中观察患者面部变化？

答：①中耳手术（乳突根治术、鼓室成形术）；②内耳手术（半规管手术、镫骨足板切除）；③面神经手术；④耳神经外科手术（前庭神经切断、听神经瘤切除、侧颅底手术）；⑤腮腺区手术。

10. 耳手术如何观察患者面部变化？

答：全身麻醉患者观察其术侧面肌是否抽动。

局部麻醉患者嘱患者闭眼、示齿、吹哨等，观察双侧面肌运动是否对称，观察额纹是否对称。

11. 鼻窦包括哪些？

答：鼻窦分为前组鼻窦和后组鼻窦。前组鼻窦包括：上颌窦、前组筛窦、额窦；后组鼻窦包括：蝶窦、后组筛窦。

12. 鼻腔的生理功能有哪些？

答：①呼吸功能；②保护下呼吸道功能，对吸入的空气有清洁、加温、加湿功能；③嗅觉功能；④共鸣功能；⑤反射功能。

13. 下鼻甲切除为什么不能轻易行之？

答：下鼻甲血管丰富，切除后可以发生严重出血，若切除较多，常易继发萎缩性鼻炎，故下鼻甲切除须慎重考虑，不可轻易行之。

14. 耳鼻喉内镜下常规配药原则是什么？

答：耳鼻喉内镜下常规配药原则如下。

（1）气管内麻：1∶10 盐酸肾上腺素生理盐水湿脑棉，10ml 生理盐水加 3 滴盐酸肾上腺素鼻黏膜注射。

（2）局部麻醉：1∶10 盐酸肾上腺素 2%丁卡因湿脑棉，1%或 2%10ml 利多卡因加 3 滴盐酸肾上腺素黏膜注射。

15. 上颌窦根治术的意义有哪些？

答：上颌窦根治术是将近上颌窦的前壁凿开，观察窦内情况，除去上颌窦内严重的炎症性病变、异物、囊肿或良性肿瘤，达到治愈和诊断的目的。

16. 咽分哪几部分？其主要生理功能是什么？

答：咽分为三部分，即鼻咽、口咽和喉咽。

咽的主要生理功能包括：呼吸功能、吞咽功能、共鸣作用、防御保护功能和调节中耳气压功能。

17. 咽鼓管的作用有哪些？

答：咽鼓管的作用包括以下两方面。

（1）调节中耳与外界大气压的平衡，以维持中耳正常生理功能。

（2）排出鼓室分泌物。

18. 导致咽鼓管功能障碍的主要原因有哪些？

答：导致咽鼓管功能障碍的主要原因如下。

（1）鼻腔、鼻咽部的炎症。

（2）鼻咽部肿瘤、腺样体肥大、淋巴组织增生。

19. 咽淋巴内环包括什么？

答：咽淋巴内环包括：①咽扁桃体；②腭扁桃体；③舌扁桃体；④咽鼓管扁桃体；⑤咽侧索；⑥咽后壁淋巴滤泡。

20. 扁桃体切除的适应证有哪些？

答：扁桃体切除的适应证如下。

（1）反复发作急性扁桃体炎或有扁桃体周围脓肿史者。

（2）扁桃体过于肥大，影响呼吸者。

（3）白喉带菌者。

（4）不明原因低热，以及肾炎、风湿性疾病、心脏病患者。

（5）扁桃体角化症、肿瘤等。

（6）茎突手术前。

21. 耳鼻喉科动力切割手柄清洗流程是什么？

答：耳鼻喉科动力切割手柄的清洗流程是直接用水枪和刷子清洗→气枪冲干→低温烘干机烘干（注意：不能浸泡于水中）。

22. 耳鼻喉科手术所用内镜有哪些？

答：0°镜、30°镜、45°镜、70°镜、12°支撑喉镜、小儿 0°镜。

（黄柳芳）

第四节 口腔科知识问答

1. 口腔科常用手术体位有哪些？其适用于哪些手术？

答：（1）仰卧位：适用于唇部、下颌骨、舌部等手术。

（2）垂头仰卧位：适用于腭裂，颌下腺、腮腺、上颌骨、口腔癌手术。

2. 口腔科手术涂眼膏、贴眼有何作用？

答：（1）防止因全身麻醉患者眼睛不能闭合，引起角膜干燥。

（2）防止手术野消毒时，消毒液流入眼内。

（3）防止术中血液注入眼内引起眼角膜巩膜炎。

3. 术后填塞碘仿纱有何作用？

答：术后填塞碘仿纱有止血、防腐、促进伤口生长和减张的作用。

4. 唇裂临床分为哪几类？

答：（1）Ⅰ度唇裂：仅限于红唇部分的裂开。

（2）Ⅱ度唇裂：上唇部分裂开，但鼻底尚完整。

（3）Ⅲ度唇裂：整个上唇及鼻底完全裂开。

5. 下颌骨骨折最易发生部位是哪里？

答：下颌骨骨折最易发生在切牙凹。

6. 颌面部主要的神经有哪些？

答：三叉神经、面神经、舌下神经、舌咽神经。

7. 口腔内有几对唾液腺？

答：腮腺、颌下腺、舌下腺。

8. 腮腺的解剖特点有哪些？

答：腮腺位于外耳前下方，又分为深浅二叶，面神经从中穿过，腮腺导管从腮腺水平向前，穿过颊肌开口于相当上颌第一磨牙处的颊黏膜上。

9. 经口内手术，用何种消毒液消毒口腔？

答：0.1%安多福。

10. 一侧颈淋巴清扫的范围有哪些？

答：上自下颌下缘，下至锁骨，前至颈中线，后达斜方肌前缘这个区域内的颌下、颏下、颈前、颈浅、颈深淋巴结，脂肪疏松结缔组织及其中的胸锁乳突肌、肩胛舌骨肌、二腹肌、颌下腺及颈内静脉等。

11. 舌骨上淋巴清扫范围有哪些？

答：将颌下三角、颏下三角及颈上深区域内的淋巴结和脂肪组织一并切除。

12. 上颌骨肿瘤的手术方式有哪些？

答：牙槽突切除术、上颌骨部分切除术、上颌骨次全切除术、扩大上颌骨切除术。

13. 下颌骨肿瘤的手术方式有哪些？

答：下牙槽部分切除术、下颌骨部分切除术、下颌骨一侧或双侧切除术。

14. 何谓舌、颌、颈联合根治术？

答：舌、颌、颈联合根治术是指一次完成舌部原发癌肿，一侧下颌骨、口底部组织，一侧颈部全部淋巴组织的整块切除。

15. 何谓髂骨带血管蒂移植术？

答：髂骨带血管蒂移植术是应用显微外科技术行血管吻合、血循环重建的一种骨游离移植术，髂骨带血管蒂以旋髂深动脉供血髂骨移植，为骨髓腔供血的骨移植术。

（谢　洁）

第五节　心胸外科知识问答

1. 何谓人体体循环（大循环）和肺循环（小循环）？

答：（1）体循环：血液从左心室→主动脉运输到全身→上、下腔静脉→右心房。

（2）肺循环：血液从右心室→肺动脉→肺→肺静脉→左心房。

2. 体外循环的基本原理是什么？

答：将患者体内的静脉血，经过体外管道引流到体外，由人工心肺机完成血液氧合，并将血液重新泵入到体内的血液循环。

3. 人工心肺机由哪些主要部分组成？

答：人工心肺机由人工心脏和人工肺两部分组成。

4. 术中安装临时性人工心脏起搏器的适应证是什么？

答：心脏直视手术中或手术后出现的完全性或高度房室传导阻滞，或者是危重患者的预防性安装。

5. 何为 IABP？其原理是什么？

答：主动脉球囊反搏（IABP）是机械辅助循环之一，通过动脉系统移入一根带气囊的导管至降主动脉内左锁骨下动脉开口远端，在舒张期气囊充气，在心脏收缩前气囊排气，起到辅助心脏的作用。

6. 心内注射应在哪个部位？

答：心内注射应在胸骨左缘第 4 肋间旁开 1cm 处。

7. 体外循环手术如何计算患者体内肝素的需要量?

答：肝素量(mg)=体重(kg)×3mg（发绀型：肝素量为 3.5~4mg/kg）＋术前预充液体所给的肝素量(mg)。

8. 鱼精蛋白的作用是什么? 如何计算患者体内鱼精蛋白的需要量?

答：鱼精蛋白的作用是中和肝素。

鱼精蛋白的需要量(mg)=肝素量(mg)×1.5。

9. 鱼精蛋白常见的不良反应是什么?如何预防?

答：鱼精蛋白常见的不良反应是过敏反应，因为其有扩张血管的作用。

预防措施：静脉注射鱼精蛋白时速度要缓慢，同时要严密观察患者的血压变化。

10. 心肌保护液的主要电解质是什么? 对心肌有何作用?

答：心肌保护液的主要电解质是钾离子。钾离子对心肌的影响较为复杂，对心肌的自律性、应激性、传导性和收缩力都有影响，对保持心肌细胞的完整性也有重大作用。

11. 固定自体心包的戊二醛浓度是多少?

答：0.625%。

12. 建立体外循环时常规需要插几条管道?

答：建立体外循环时需插五条管道，分别为主动脉、下腔静脉、上腔静脉、心内引流管和灌注管。

13. 如何区分体外循环的管道?

答：目前的主动脉管的标记为红色圈；下腔静脉管的标记为黑色圈；上腔静脉管的标记为蓝色圈；心内引流管的标记为黄色圈。

14. 各种常见心脏疾病名称的简写是什么?

答：房间隔缺损为 ASD、室间隔缺损为 VSD、二尖瓣置换为 MVR、主动脉瓣置换为 AVR、二尖瓣＋主动脉瓣置换为 DVR、三尖瓣置换为 TVR、法洛四联症为 F4、冠状动脉旁路移植术为 CABG、肺动脉狭窄为 PS、右心室双出口为 DORV、动脉导管未闭为 PDA。

15. 新胸骨锯的电池能否高压消毒? 再次正中开胸手术时应选用哪种胸骨锯?

答：不能高压消毒。如再次正中开胸手术应选用摆动锯。

16. 冠状动脉旁路移植术最常用哪几条血管进行移植?

答：常选用内乳动脉、大隐静脉、桡动脉三条血管。

17. 不停跳的冠状动脉旁路移植术的吸引器压力是多少?

答：（1）冠状动脉稳定器（蓝色标记）：400mmHg(0.053MPa)。

（2）心尖吸盘（黄色标记）：250mmHg(0.035MPa)。

18. 冠状动脉旁路移植术最常用的钛夹规格是多大?

答:小号。

19. 不停跳的冠状动脉旁路移植术的特殊用物有哪些?

答:特殊用物包括与公司配套的牵开器,公司的器械(冠状动脉稳定器、心尖吸盘、吹雾管、分流栓),钝头 Loop 弹力针,二氧化碳气体,电动吸机 2 部。

20. 冠状动脉旁路移植术血管吻合时用什么规格的血管缝线?

答:(1)内乳动脉、桡动脉与冠状动脉吻合用 8-0 血管缝线。

(2)大隐静脉与冠状动脉吻合用 7-0 血管缝线。

(3)桡动脉与主动脉吻合用 7-0 血管缝线。

(4)大隐静脉与主动脉吻合用 6-0 血管缝线。

21. 二尖瓣置换手术的切口有哪些?

答:(1)一般做房间沟纵切口入左心房,进行二尖瓣置换术。

(2)若三尖瓣有病变需要同期处理者,可选用右心房切口,纵切开房间隔入左心房,进行二尖瓣置换术,然后再处理三尖瓣。

22. 瓣膜置换手术要备的特殊用物有哪些?

答:相应型号的瓣针线、测瓣器、试瓣器、旋瓣器。

23. 二尖瓣加主动脉瓣置换的顺序是什么?

答:(1)先切除主动脉瓣,后切除二尖瓣。

(2)先置换二尖瓣,后置换主动脉瓣。

(3)缝合切口时,先缝主动脉切口,后缝二尖瓣切口。

24. 人工瓣膜的种类有哪些?

答:人工瓣膜有机械瓣和生物瓣。

25. 生物瓣使用前如何处理?

答:生物瓣使用时用生理盐水漂洗三次(每次 500ml),每次 5 分钟。

26. 何谓法洛四联症?

答:法洛四联症指肺动脉狭窄或右心室流出道阻塞、室间隔缺损、主动脉骑跨、右心室肥厚等四种病理改变的先天性发绀型心脏病。

27. 法洛四联症具体手术方法是什么?

答:(1)右心室流出道疏通,将肥厚的隔束、室壁和右心室内异常肥厚肌肉彻底切除。

(2)室间隔缺损修补。

(3)右心室流出道及肺动脉成形。

28. 何谓肺静脉异位引流？

答：肺静脉异位引流是指肺静脉未能与左心房相连接，而与体静脉或右心房连接的先天性血管畸形。

29. 肺静脉异位引流手术方法要点是什么？

答：（1）肺静脉总干与左心房吻合。

（2）将左心房成形扩大，闭合房间隔缺损。

（3）结扎肺静脉引流入的垂直静脉。

30. 心脏手术用的垫片分几种？

答：（1）圆豆（心脏内用）。

（2）毛豆（心脏表面止血用）。

31. 起搏导线的分类有哪些？

答：起搏导线分为成人和儿童两种。

32. 何谓心脏电复律？

答：心脏电复律是用电能来治疗各类快速异位心律失常，使之转复为窦性心律。

33. 体外循环手术引流管放置在什么位置？

答：心包内和胸骨后。

34. 机器预充量包含哪些？

答：机器预充血、机器预充液体、心肌保护液。

35. 动脉导管未闭结扎术和食管癌根治术的手术体位是什么？

答：手术体位为右侧卧位，左侧开胸。

36. 动脉导管未闭结扎术采用腋下小切口时，对牵开器的要求有哪些？

答：用两个小切口牵开器。

37. 心包剥离术时采用何种手术体位？

答：患者手术时左侧垫高 45°，采用左前外侧切口，或患者取仰卧位，采用正中切口。

38. 左肺、右肺各分为几叶？

答：左肺分为左肺上叶（包括舌叶）和左肺下叶，右肺分为右肺上叶、右肺中叶和右肺下叶。

39. 食管上、中、下三段如何区分？

答：（1）上段：自食管入口至主动脉弓上缘平面。

（2）中段：自主动脉弓上缘至下肺静脉下缘水平。

（3）下段：自下肺静脉下缘至胃贲门部。

40. 正常胸膜腔内压力为多少？

答：正常胸膜腔内压力为 $6\sim10cmH_2O$。两侧胸膜腔压力保持平衡，纵隔保持在正中位置。

41. 胸膜腔闭式引流的目的是什么？

答：排除胸膜腔内的液体、气体和血液，恢复和保持胸膜腔内负压，促进肺不张，预防胸内感染。

42. 胸腔引流管应放置在何位置？

答：（1）引流液体：放置在腋中线和腋后线之间的第 6～8 肋间。

（2）引流气体：放置在锁骨中线第 2 肋间。

43. 开放性气胸急救措施中首选措施是什么？

答：闭合伤口。

（余小曼）

第六节　普通外科知识问答

1. 甲状腺手术采用什么体位？甲状腺手术时抬高床头的目的是什么？

答：手术体位为垂头仰卧位，将患者肩部垫高，头部后仰，充分暴露颈部。手术时抬高床头的目的是减少患者头部充血，尤其是眼结膜充血。

2. 喉返神经损伤的临床表现有哪些？

答：喉返神经损伤时患者出现声音嘶哑。

3. 甲状腺切除术后伤口放置引流管的目的是什么？

答：由于颈部空间小，术后有少量渗血滞留即可压迫气管引起呼吸困难，伤口放置引流管可将渗血及时引流至伤口外。

4. 乳腺癌根治术与乳腺癌改良根治术有何区别？

答：乳腺癌根治术应切除整个乳房，包括癌肿周围直径 5cm 的皮肤及脂肪组织、胸大肌、胸小肌及其筋膜、同侧腋窝淋巴结和锁骨下淋巴结与脂肪组织；而乳腺癌改良根治术只单纯切除乳房和同侧腋窝淋巴结及脂肪组织，保留胸大肌。

5. 腹部手术常用切口有哪些？

答：腹部手术常用切口有正中切口、腹直肌切口、横切口和肋缘下切口。

6. 胃肠手术中隔离要点有哪些？

答：切开胃肠时，应用干纱垫保护周围组织，并准备 0.1% 安多福及时清洁污染胃肠内容物的器械，胃肠吻合过程中所用的器械应及时隔离放置；吻合完毕后，污染的器械及用于保护的纱垫不能继续使用，以免造成腹腔及切口感染。

7. 直肠癌根治术常用的手术方式及巡回护士的工作要点有哪些？

答：常用手术方法有乙状结肠直肠切除端端吻合术(Dixon)、经腹-会阴直肠肛管根治切除术（Miles）。

在该手术中，巡回护士应注意手术野内灯光的配合，注意体位摆置时患者上肢不可过于外展，下肢避免压迫腓总神经，以免发生神经麻痹。另外，如是 Miles 手术应将腹部和会阴部器械分开放置清点，避免交叉使用和点数不清。

8. 术后用温蒸馏水冲洗腹腔的意义是什么？

答：因为蒸馏水为低渗溶液，可使体腔内游离的肿瘤细胞水肿膨胀破裂。据报道，43℃的蒸馏水可使肿瘤细胞死亡，减少术后肿瘤种植复发。

9. 何谓门静脉高压症？正常的门静脉压力是多少？门静脉高压引起的三大并发症是什么？

答：当门静脉血流受阻，引起门静脉压力增高，临床上表现为：①脾大，脾功能亢进；②食管-胃底静脉曲张，呕血或黑便；③腹水。具有这些症状的疾病称为门静脉高压症。正常的门静脉压力为 13～24cmH$_2$O(1.18～1.96kPa)，平均值为 18cmH$_2$O（1.76kPa）。

10. 门静脉高压症分流术与断流术有何不同？

答：分流术即将门静脉系统和腔静脉系统连通起来使压力较高的门静脉系统血流直接分流到腔静脉系统中，以降低门静脉系统压力，如脾肾静脉分流。而断流术是指在切除脾的同时，减少或阻断门静脉系统与奇静脉及半奇静脉系统间的反常血流，以达到止血的目的，如贲门周围血管离断术，食管下端胃底静脉切除术。

11. 肝脏的解剖结构有哪些？

答：肝脏以正中裂分为左右两半，左半肝分为左内叶、左外叶，右半肝分为右前叶、右后叶，再加上尾叶共五叶。在左外叶及右后叶又各分为上下两段。

12. 肝移植的手术方式包括哪些？

答：有经典式、背驮式和腔静脉成形式三种手术方式。

13. 肝移植手术需要吻合的血管和管道有哪些？

答：需要吻合肝上下腔静脉，肝下下腔静脉，门静脉，肝动脉和胆总管。

14. 惠普尔（Whipple）病手术中，消化道重建需要哪几个吻合口？

答：惠普尔手术中需要行胰腺-空肠吻合、胃-空肠吻合和胆道-空肠吻合。

15. 小儿急性阑尾炎分为几期？

答：小儿阑尾炎分为四期：即单纯性阑尾炎，化脓性阑尾炎，坏疽性阑尾炎，阑尾脓肿。

16. 为什么小儿急性阑尾炎容易穿孔？

答：因为小儿阑尾炎易造成栓塞，而且小儿阑尾壁薄，栓塞后阑尾管腔压力升高、水肿、缺血，所以容易发生穿孔。

17. 尿道下裂的分型有哪些？手术时机选择在何时？

答：按尿道口的位置分为四型。

（1）阴茎头、冠状沟型：尿道口位于阴茎头或冠状沟部。

（2）阴茎体型：尿道口位于阴茎腹侧，冠状沟与阴茎根之间。

（3）阴茎阴束型：尿道口位于阴茎根部。

（4）会阴型：尿道口位于阴束或会阴部。

手术时机最好选择在患儿 1 岁以后。

18. 肝切除时，第一门静脉阻断时间不超过多少？肝移植术中灌注的量及温度是多少？

答：第一门静脉阻断时间不超过 15 分钟；肝移植术中灌注的量及温度是 0 ~ 4℃的冰冻血浆或 UW 液 400 ~ 600ml。

19. 脾切除时，门静脉测压时另外要准备哪些物品？

答：头皮针，10ml 注射器，测压管，肝素水。

20. 缝合器及吻合器的使用注意事项有哪些？

答：（1）取用时轻拿轻放，防止掉落，取出后检查保险开关是否关上，防止误击发。

（2）给吻合器涂液状石蜡时，应涂于外周一圈，防止液状石蜡接触吻合钉，引起吻合钉脱落或使用故障。

（3）旋转手柄取出菇头后，反方向旋转手柄把吻合器内心收起至与吻合器板平。

（4）装缝合钉前把钉上的保护垫板取走方可装钉。

21. 氩气刀使用注意事项有哪些？

答：（1）术前检查氩气刀性能及气量。

（2）负极板贴于肌肉丰富、无瘢痕、无毛发处皮肤。

（3）根据要求调节功率及使用的氩气量。

（4）术后关闭电源及气瓶。

22. 胆道镜使用注意事项有哪些？

答：（1）胆道镜使用环氧乙烷气体消毒，紧急时可使用戊二醛浸泡消毒。

（2）术中使用生理盐水冲洗，避免接触金属、尖锐手术器械，以免损坏胆道镜外皮。

（3）存放及使用中勿打折，以免光纤断裂。

（4）术后胆道镜内腔用专用刷子清洗，套石篮用注射器冲洗内腔，软刷刷干净伞端后冲气吹干。

23．肝移植术式包括哪些？

答：（1）减体积性肝移植。

（2）活体部分肝移植。

（3）劈离式肝移植。

（4）异体原位肝移植。

24．凡涉及血管吻合的手术必备的物品有哪些？

答；（1）血管夹仪、血管吊带。

（2）血管缝线、肝素水。

25．什么是中心静脉压？正常值是多少？测量中心静脉压的目的是什么？

答：中心静脉压是指胸腔内大静脉或右心房的压力。正常值为 5～10cmH$_2$O。中心静脉压除了作为输血、输液的参考指标外，还可以反映静脉回流血量的多少和心脏的功能状态。

26．血管吻合为什么要选用不可吸收缝线？

答：血管吻合后一般需 1 个月以上才能愈合，而可吸收缝线在 2 周以内即被吸收，这时如血管吻合尚未愈合，经血液流动产生一定压力后很容易使吻合口脱开，造成漏血和大出血。因此，吻合血管必须选用不吸收缝线。

（吴　敏　梁敏妮　杨　兵）

第七节　泌尿外科知识问答

1. 嗜铬细胞瘤手术时为什么要观察血压变化？

答：嗜铬细胞瘤多发生在肾上腺髓质，引起肾上腺髓质功能的亢进，主要症状为高血压。手术切除肿瘤时，由于挤压刺激可引起血压骤升，所以术中应密切观察血压变化，及时用药，及时处理。

2. 膀胱肿瘤的分类及手术方式有哪些？

答：膀胱肿瘤分为上皮性和非上皮性两类，其中以移行上皮细胞肿瘤最常见。手术方式：电灼术、黏膜下切除术、膀胱部分切除术、全膀胱切除回肠代膀胱术。

3. 尿结石易阻塞输尿管的哪些部位？

答：输尿管的三个狭窄部位是结石的阻塞部位。第一个狭窄部位在肾盂与输尿管移行处，第二个狭窄部位在越过小骨盆入口处，第三个狭窄部位在进入膀胱的壁内。

4. 同种异体肾移植血管吻合有何特点？

答：供肾动脉与受者的髂内动脉做端-端吻合，供肾静脉与受者的髂外静脉做端-侧吻合，供肾输尿管与受者的膀胱直接吻合。

5. 为何行右肾手术较困难？

答：因右侧肾蒂较左侧短，所以行右肾手术较为困难。

6. 泌尿外科常用手术体位有几种？

答：常用手术体位有45°侧卧位、90°侧卧位、膀胱截石位、俯卧位和仰卧位。

7. 使用输尿管支架管的目的是什么？

答：使用输尿管支架管的目的是保证术后尿液引流通畅，防止吻合口粘连狭窄。

8. 气囊导尿管有哪些类型？应如何选用？常用于哪些手术？

答：气囊导尿管有双腔及三腔两种类型。单纯引流尿液选用双腔，用于患者术前或术后留置尿管；需既冲洗又引流者选用三腔，可用于前列腺手术后留置导尿，并有一定的压迫止血作用。

9. 全膀胱手术患者应选择何时停留尿管？

答：一般选择准备切膀胱时插尿管。因为手术医师需要在直视且无菌状态下从导尿管注水入膀胱，使膀胱膨胀更有利于分离及切除，所以在行全膀胱手术时在术前不停留尿管。

10. 激光纤维的清洗消毒应注意什么？

答：使用后应用一块蘸有乙醇溶液的消毒剂（注意：非碱性清洗剂）湿棉布清洗表面即可。当进行表面清洗时，注意不要使任何湿气或水分进入激光纤维端切口。

11. 医用钬激光有什么功能？

答：（1）切割能力、组织切除能力、止血能力。

（2）粉碎结石功能。

（3）光波光纤传导功能。

12. 输尿管结石手术前重新X线检查的意义是什么？

答：肾结石或输尿管结石手术前重新拍片是为了确定结石的位置，防止结石移动，准确选择手术切口。

13. 前列腺癌与前列腺增生手术治疗的区别是什么？

答：良性前列腺增生行前列腺摘除术，指切除包膜内增生前列腺组织。前列腺癌根治术是切除全部前列腺组织、精囊，包括部分膀胱颈部组织，再行膀胱尿道吻合术，还应行双侧睾丸切除术。

14. 何谓肾灌注？

答：低温对抑制细胞代谢起着重要作用，供肾先做短冲洗，能迅速使肾的浅深层达到均匀冷却，减少细胞耗氧并洗去残留血管中的抗原、血小板聚合物、细胞纤维蛋白样血栓等。供肾摘出后，须立即置于 4℃生理盐水中（用碎冰保护）并迅速用 0～4℃的肾灌注液给予灌注。

15. 肾部分切除手术巡回护士应准备哪些特殊物品？

答：消毒碎冰一袋、0/3、0/4、0/5 可吸收缝线、止血纱、Z-T 胶、肌苷 2g+生理盐水 100ml 静脉滴注（阻断肾血管前用）、血管闭合器（哈巴狗）。

16. 泌尿外科的内镜种类有几种？

答：膀胱镜、输尿管镜、皮肾镜、奥林巴斯（TUR）镜、Storz TUR 镜、等离子电切境、泌尿科胆道镜、冷刀。

17. 膀胱镜度数是多少？其用途有哪些？使用何种冲洗液？

答：膀胱镜度数为 70°，用于经尿道输尿管逆行插管及经尿道膀胱镜检查术。冲洗液用生理盐水。

18. 输尿管镜度数是多少？其用途有哪些？使用何种冲洗液？

答：输尿管镜度数为 9°，用于经尿道输尿管结石弹道碎石术，经尿道输尿管镜检查术。冲洗液用生理盐水。

19. 泌尿科胆道镜度数是多少？其用途有哪些？使用何种冲洗液？

答：泌尿科胆道镜度数为 0，用于经尿道膀胱结石碎石术。冲洗液用生理盐水。

20. 皮肾镜度数是多少？其用途有哪些？使用何种冲洗液？

答：皮肾镜度数为 9°，用于 B 超引导经皮肾镜肾结石输尿管上段结石气压弹道碎石术。冲洗液用生理盐水。

21. 奥林巴斯（TUR）镜度数是多少？其用途有哪些？使用何种冲洗液？

答：奥林巴斯镜 12°、STORZ 镜为 30°，用于经尿道前列腺电切术、经尿道射精管切开术、经尿道膀胱肿瘤电切术。冲洗液用 5%甘露醇。

22. 等离子电切境度数是多少？其用途有哪些？使用何种冲洗液？

答：等离子电切镜度数为 30°，用于经尿道射精管切开术。冲洗液用生理盐水。

23. 肾手术侧卧位摇腰桥的操作顺序是什么？

答：肾手术侧卧位摇腰桥的操作顺序：①将手术床摇成头高脚低（30°～35°）；②再把床头摇低（30°～35°）；③把腰桥板摇起，使腰与髂嵴在同一水平。

24. 同种异体肾移植术中配药指引及使用方法有哪些？

答：（1）肝素 12 500U+生理盐水 500ml，手术中吻合血管冲洗。

（2）甲泼尼龙（MP）500mg+生理盐水 100ml，麻醉后静脉滴注。

（3）抗生素（按医嘱量）+生理盐水 100ml，麻醉后静脉滴注。

（4）舒莱 20mg+生理盐水 50ml，静脉微泵注射，30 分钟内完成。

（5）20%甘露醇 250ml，血管开放 5～15 分钟前静脉滴注。

（6）呋塞米 200mg，血管开放时静脉注射。

（7）20%白蛋白根据术中血压情况，静脉滴注。

（8）5%碳酸氢钠 250ml，必要时遵医嘱开放前静脉滴注。

注意：所有用药需要知会手术医师及麻醉医师。

25. 活体肾移植供体切除术中配药指引及使用方法有哪些？

答：（1）抗生素（按医嘱量）＋生理盐水 100ml，麻醉后静脉滴注。

（2）肌苷 2g，阻断肾血管前静脉注射。

（3）呋塞米 20mg，阻断肾血管，切断输尿管前静脉注射。

（4）2%利多卡因 10ml，阻断肾血管前局部血管浸润，预防血管痉挛。

（5）肾灌注液 2 袋（一袋加肝素 1/3 支，另一袋不加肝素），修肾时使用（先用已加肝素的肾灌注液，再用没加肝素的肾灌注液）。

注意：如果供体在手术中已用过肝素，则修肾时肾灌注液不需加肝素。

（6）供体若需使用肝素时，用法如下：肝素 1 支（2ml）＋生理盐水 8ml，取 1ml 即 1250U 静脉注射（阻断肾血管前用）；中和肝素：鱼精蛋白 1 支（5ml）＋生理盐水 5ml，取 2.5ml 即 12.5mg 静脉注射（供肾切取后静脉注射）。

注意：所有用药需要知会手术医师及麻醉医师。

（杨　云　杨秀霞）

第八节　骨科知识问答

1. 止血带有几个种类？

答：止血带有气囊止血带、橡皮止血带和指根止血带三种。

2. 气囊止血带的使用压力、时间各为多少？

答：（1）压力：成人上肢，300mmHg，下肢，400～600mmHg；小儿上肢，150～200mmHg，下肢，200～250mmHg。

（2）时间：从充气开始计时，上肢不得超过 1 小时，下肢不得超过 1.5 小时，止血带到时放松后，第一次可间隔 5～10 分钟再充气使用，第二次需间隔 10 分钟后方可充气使用。

3. 何种手术不宜使用驱血带？

答：恶性肿瘤或肢体有感染的情况下，只需抬高患肢、不宜使用驱血带以免将细菌或瘤细胞挤入血液，扩散到全身。

4. 断指再植术特殊物品准备有哪些？

答：①血管及神经器械；②骨骼固定器械；③肌腱缝线、血管缝线；④肝素生理盐水；⑤高倍显微镜等。

5. 腰椎间盘的解剖特点和生理功能有哪些？

答：椎间盘位于相邻的两个椎体之间，由纤维环和髓核组成，它能牢固地连接两个椎体，又容许椎体之间有少量运动。

6. 脊椎如何组成？

答：脊椎是由第一环椎枢至尾椎及椎间软骨盘组成，包括 7 个颈椎、12 个胸椎、5 个腰椎、5 个骶椎和 3~4 个尾椎。

椎骨可分为两部分：椎体和椎弓。

椎体的构造较简单，椎弓的构造较复杂，包括一对椎弓根，一对椎板，两对关节突和一对横突，一个棘突。

椎弓根联系椎弓和椎体构成椎管的侧壁，故椎弓三面环绕脊髓，除 1~2 颈椎、尾椎之外，每两个相邻椎体之间都有一个椎间盘。

7. 脊椎包括哪四个生理弯曲？

答：脊椎包括颈曲、胸曲、腰曲和骶曲四个生理弯曲。

颈曲、腰曲凸向前。

胸曲、骶曲凸向后。

8. 脊椎的功能有哪些？

答：（1）支持头部及躯干保持站立姿态。

（2）给头部及躯干运动提供支点及运动轴。

（3）供肋骨肌肉神经或胸腹脏器的附着。

（4）保护胸腹脏器。

（5）保护脊髓。

9. 异体骨的保存方法有几种？

答：化学剂保存、高温脱水保存、脱蛋白保存、低温冷冻保存和冷冻干燥保存。现在异体骨条常温保存，大块骨块和异体肌腱保存在 0~4℃ 7 天，0℃以下保存 180 天。

10. 常见的骨折有几种？

答：横形骨折、斜形骨折、螺旋骨折、粉碎骨折、插性骨折、蝶形骨折、青枝骨折。

11. 四肢骨折常用的内固定方法有哪些？

答：髓内固定有克氏针、丝氏针和交锁钉。

髓外固定有钢板螺丝钉和外固定架，动力钢板螺钉。

12. 加压钢板内固定的优点有哪些？

答：（1）骨折端稳定性好，可早期活动，恢复关节功能。

（2）可促进骨折愈合。

13. 膝关节由哪几部分骨骼组成？

答：膝关节由股骨下端、胫骨上端、髌骨及腓骨上端四部分组成。

14. 膝关节的稳定靠哪根韧带？

答：膝关节的稳定靠内侧副韧带、外侧副韧带、前十字韧带、后十字韧带和髌韧带稳定。

15. 股骨颈骨折的特点有哪些？治疗方法有几种？

答：（1）特点：髋关节股三角处压痛，肢体短外旋畸形，活动障碍。

（2）治疗方法

1）保守治疗：可牵引方法使其复位愈合。

2）闭合复位：切开空心螺钉内固定。

3）DHS 或 DCS 固定。

4）老年患者由于年龄大，可行人工股骨头置换术。

16. 使用骨科植入物的注意事项有哪些？

答：（1）一定使用在医院设备科备案公司的物品。

（2）植入物要保证灭菌质量，要有生物监测指示纸。

（3）植入物的标识卡要贴在手术护理记录上。

（4）植入物不得重复使用。

（丁丽英　陈柳云）

第九节　微创外科知识问答

1. 腹腔镜手术用于气腹的气体是什么？压力是多少？

答：（1）腹腔镜手术用于气腹的气体是二氧化碳。

（2）成人气腹压力是 12～14mmHg，小儿气腹压力是 8～10mmHg，下肢交通支结扎的充气压力是 15～20mmHg。

2. 腹腔镜手术为什么要选择二氧化碳气体建立气腹？

答：（1）二氧化碳不助燃，不易燃爆，不会因电凝器工作时迸出的火花而带来危险的后果。

（2）在血液和组织中有很高的溶解度（是氧气的 10 倍），不易形成血管内气栓。

（3）二氧化碳又是机体能量代谢的正常产物，经腹膜吸收后很容易经肺排出，不良反应轻。

（4）二氧化碳的制备和储存都较方便。

3. 腹腔镜下胆囊切除术中患者采用何种体位？监视器摆放在何位置？

答：患者先是取仰卧位，所有穿刺口完成后采用头高脚低，左倾30°的体位。

监视器位置：放于患者右上方，正对主刀位置。

4. 腹腔镜下脾切除术中患者采用何种体位？监视器摆放在何位置？

答：患者采用右侧卧位。

监视器位置：放于患者左上方，正对主刀位置，主刀站于患者腹侧。

5. 腹腔镜下膀胱癌、前列腺癌切除术中患者采用何种体位？监视器摆放在何位置？

答：患者采用头低脚高位。

监视器位置：放于患者脚下方，正对主刀位置。

6. 腹腔镜下食管裂孔疝术中患者采用何种体位？监视器摆放在何位置？

答：患者取仰卧位，双下肢外展。

监视器位置：放于患者左下方，主刀站于患者双脚之间。

7. 腹腔镜下直肠癌根治术中患者采用何种体位？显示器摆放在何位置？

答：患者采用截石位，所有穿刺口完成后采用头低脚高的体位，显示器摆放在患者的脚部，正对主刀位置（最好有两部监视器）。

8. 腹腔镜下免气腹的手术有哪些？

答：肺大疱切除术、食管癌根治术、漏斗胸成形术。

9. 腹腔镜手术所需的基本设备包括哪些？

答：腹腔镜手术所需的基本设备包括腹腔镜器械、内镜电视摄像系统、冷光源系统、二氧化碳气腹系统、单双极高频电刀和冲洗吸引装置。

10. 腹腔镜设备在使用中如何保养？

答：（1）腹腔镜应注意保护目镜镜面，清洗后用软布轻轻擦干，套上保护套，避免摩擦碰撞，划伤镜面。

（2）摄像头、冷光源电线、电凝线存放时应无角度盘旋，不可折叠及过度弯曲。

（3）电源开关不要频繁开关。

（4）所有接头应在电源开关关闭状态下才可连接和拔出。

11. 腹腔镜器械如何清洗？

答：（1）先用清水冲洗表面血迹。

（2）腹腔镜放在含有多酶溶液中浸泡10分钟后，再用清水冲洗干净，用软布抹干表面水迹，放回器械柜存放。

（3）其余器械放在含有多酶溶液的超声清洗机里清洗 15 分钟后，再用清水冲洗干净，管腔用高压水枪冲洗，然后用气枪吹干关节和管腔，表面用软布抹干后放回器械柜存放。

12. 二氧化碳气腹对机体有何影响？

答：主要有高碳酸血症和腹内压升高，在手术过程中应密切观察血流动力学的变化。

13. 在手术过程中为什么要准备 70℃的热蒸馏水置供应台上？

答：用热水可以加热腹腔镜，避免镜头雾化，保证手术野的清晰度。而蒸馏水对腹腔镜没有腐蚀性，不会损坏腹腔镜。

14. 二氧化碳气腹有何并发症？

答：并发症主要有皮下气肿、气胸、气体栓塞、心律失常、高碳酸血症、肩部酸痛和下肢静脉淤血。

15. 发生皮下气肿如何处理？

答：少量皮下气肿发生在腹部穿刺口周围，触及时有捻发感，一般无须特殊处理。范围广泛的皮下气肿皮下有明显的握雪感，并伴有呼吸急促和发绀，应立即停止气腹，用粗针头穿刺排气，同时向穿刺孔方向推压肿胀组织尽量排出皮下积气，一般 24 小时后肿胀消失。

16. 腹腔镜手术后为什么会出现肩部酸痛？

答：肩部酸痛与腹腔内二氧化碳气体未排尽有关，是由残留二氧化碳气体刺激膈神经反射而引起的。因此，腹腔镜手术后要尽量排出腹腔内二氧化碳气体，预防术后肩部酸痛的发生。

17. 如何选用腹部穿刺孔的位置？

答：①对患者创伤小，痛苦少；②并发症少；③方便手术操作，可确切观察及处理病灶的最佳穿刺位置。

18. 术中如何保护超声刀？

答：（1）超声刀线不要折叠及过度弯曲。

（2）超声刀刀头一定要夹住 1/3～2/3 的组织才能使用，不然会烧坏刀头。

（3）刀头黏附过多组织时可用温水超声清洗。

19. 全自动二氧化碳气腹机有何优点？

答：（1）电子控制提高其精密度、准确性、可重复性及安全性。

（2）充足的气流量及压力可满足所有的腹腔镜手术。

（3）每次开机时都能自检。

（4）输出压力与流量水平均可精确选择。

（5）具有持续监测输出压力和流速功能，当监测到异常情况时，立即停止输出气流。

（6）当发生显著的超高压状态时，超标的压力将被自动排放。

（邓月梅）

第十节　妇产科知识问答

1. 妇产科的常用体位有哪些？其适用于哪些手术？

答：（1）仰卧位：适用于腹式全子宫切除、广泛全子宫切除、卵巢癌根治术、子宫肌瘤剔除术、附件切除术、剖宫产、异位妊娠等。

（2）膀胱截石位：适用于外阴癌切除、阴式全子宫切除、阴道前后壁修补术、宫颈锥切术、前庭大腺囊肿切除、上环取环术及人工流产术。

2. 维持子宫正常前倾前屈的韧带有哪些？有何作用？

答：子宫阔韧带，限制子宫向两侧移动；子宫圆韧带，维持子宫前倾位；子宫主韧带，防止子宫向下脱垂；子宫骶韧带，牵引宫颈向后上，与子宫圆韧带共同维持子宫前倾前屈位。

3. 输卵管妊娠最常发生于哪个部位？

答：输卵管妊娠最常发生于输卵管壶腹部。

4. 何谓子宫附件？

答：卵巢、输卵管合称为子宫附件。

5. 经腹盆腔手术时采用头低仰卧位有何意义？

答：经腹盆腔手术时采用头低仰卧位可使腹直肌松弛，使肠管自然垂向上腹部，避开手术野，盆腔内器官也会相应上移，这样比较容易显露盆腔内的手术部位，便于手术操作。

6. 妇产科腹部纵切口和横切口有何优缺点？

答：纵切口是妇产科常用切口，进腹快，操作方便，手术野显露好，必要时可根据需要延长切口，但纵行切开皮肤的纹理线，愈合瘢痕宽、不美观；横切口平行切开，愈合后瘢痕不明显，切口疼痛较轻，术后对患者呼吸影响小，但手术野显露较差，需延长切口时比较困难，术后常发生切口皮肤感觉麻木。

7. 腹式全子宫切除术中"三支香"消毒是指什么？

答："三支香"消毒是指分别用蘸 2%碘酊、75%乙醇和生理盐水棉签消毒阴道残端。

8. 子宫脱垂临床分几度？

答：（1）Ⅰ度：宫颈外口距处女膜缘<4cm，未达处女膜缘。

（2）Ⅱ度：宫颈已脱出阴道口外，宫体仍在阴道内。

（3）Ⅲ度：宫颈及宫体全部脱出至阴道口外。

9. 剖宫产时处理仰卧位低血压综合征的方法有哪些？

答：立即将手术床向左倾斜 15°～20°，或用手将子宫向左推，亦可将右侧臀部垫高，使骨盆向左倾斜，妊娠妇女呈左侧卧位，便可迅速解除对下腔静脉的压迫，缓解症状。

10. 全子宫切除术与次全子宫切除术的区别有哪些？

答：全子宫切除术是将子宫体与子宫颈完全切除，而次全子宫切除术是自子宫峡部或在其稍上方切除子宫，而保留子宫颈。

11. 经阴道子宫切除术先插金属导尿管有何意义？

答：先插金属导管主要是为了排空膀胱，防止手术损伤。切开阴道黏膜前，将金属导尿管插入膀胱内，可以辨认膀胱后壁在子宫前唇的附着点。在金属导尿管的提示下，切开阴道前壁，并用其将膀胱挑起，看清膀胱下界，并在膀胱与宫颈间进行分离，从而防止损伤膀胱。

12. 宫腔镜手术适应证和禁忌证分别有哪些？

答：（1）适应证：①异常子宫出血；②不孕症；③宫腔粘连；④宫腔内病变；⑤观察子宫内膜变化；⑥继发痛经；⑦检查宫内节育器。

（2）禁忌证：①急性盆腔感染者；②活动性子宫出血；③子宫穿孔；④严重心、肺、肝、肾等脏器疾病；⑤浸润性宫颈癌；⑥血液病。

13. 宫腔镜检查与宫腔镜电切术的膨宫液及压力分别是什么？

答：宫腔镜检查的膨宫液是 0.9%氯化钠溶液，压力是 300mmHg；电切术的膨宫液是 5%甘露醇，压力是 110mmHg。

14. 妇科腹腔镜的适应证和禁忌证分别有哪些？

答：（1）适应证：①盆腔疼痛、包块的诊断与治疗；②原发、继发不孕检查与治疗；③子宫内膜异位症的诊断及治疗；④卵巢疾病的诊断及治疗；⑤异位妊娠的诊断及治疗；⑥子宫切除、附件切除；⑦子宫复位术；⑧子宫肌瘤剔除术；⑨子宫穿孔修补术；⑩广泛全子宫切除＋盆腔淋巴结清扫；⑪子宫颈环扎。

（2）禁忌证：①严重心肺疾病者；②腹部肿块大于妊娠 4 个月或中晚期妊娠者；③血液病者；④休克患者。

15. 宫颈锥切术大致分为几种？

答：宫颈锥切术大致分为两种，分别是冷刀锥切和 Leep 刀锥切。

16. 诺舒手术前需做什么检查？

答：诺舒手术前需做宫腔镜检查，排除宫内病变及畸形。

17. 何为子宫内膜异位症?

答：子宫内膜异位症是妇科常见疾病之一。目前分为腹膜型、卵巢型、深部浸润型。深部浸润型是子宫内膜异位症的一种特殊类型，是指子宫内膜异位病灶在腹膜下浸润深度超过 5mm，大多分布于盆腔后部，主要症状是疼痛。

（谢　洁　耿熹洁）

第十一节　达芬奇机器人知识问答

1. 达芬奇机器人系统由哪几部分组成?

答：达芬奇机器人系统由医师控制系统、机械臂系统、成像系统三部分组成。

2. 达芬奇机器人系统如何连接?

答：两根光缆线将机器人医师控制系统、机械臂系统、成像系统三部分连接。连接的光缆线所传输信号都包含了视频、音频和数据。

3. 达芬奇机器人有几个臂?

答：达芬奇机器人有 4 个臂：1 个镜头臂，3 个器械臂。

4. 达芬奇机器人成像系统最大可以放大多少倍?

答：达芬奇机器人成像系统是 3D 放大高清成像系统，最大可以放大 10 倍。

5. 达芬奇机器人器械臂可以旋转多少度?

答：达芬奇机器人器械臂有 7 个自由度，最大可以 540° 旋转。

6. 达芬奇机器人无菌罩有几种?

答：达芬奇机器人无菌罩有三种，即器械臂无菌保护罩（instrument arm drape）、镜头臂无菌保护罩（camera arm drape）和镜头无菌保护罩（camera head drape）。

7. 达芬奇机器人单、双极能量如何选择?

答：机器人电钩、热剪和双极的能量大小要根据患者来调节，一般成人双极 45 ～ 50W，单极 45 ～ 50W；儿童机器人手术单、双极设置在 15W 左右。

8. 达芬奇机器人常用镜头包括几种?

答：达芬奇机器人常用镜头包括：0° 镜和 30° 镜两种。

9. 达芬奇机器人手术 Trocar 如何选择?

答：达芬奇机器人手术 Trocar 包括：镜头孔 Trocar、机械孔 Trocar 和辅助孔 Trocar。镜头孔 Trocar 用强生 12mm Trocar，机械孔 Trocar 用机器人专用金属 Trocar，辅助孔 Trocar 根据医师习惯选择。

10. 达芬奇机器人手术体位如何选择?

答：达芬奇机器人手术现在广泛用于胃肠、肝胆胰、泌尿、妇科、胸科、心脏等领域，根据不同手术部位，需要安置不同的手术体位。一般胃、胰腺、肝胆、前列腺、膀胱手术可以安置折刀位；肺手术采用90°侧卧位；肾、输尿管手术采用60°侧卧位；直肠、左半结肠、子宫、卵巢手术采用改良截石位；右半结肠手术采用平卧位。

（曾庆兵）

第十二节　显微整形外科知识问答

1. 行冷冻手术时使用何种气体？

答：行冷冻手术时使用二氧化碳。

2. 断指再植术特殊器械准备有哪些？

答：血管及神经缝线和器械，骨骼固定器械，肌腱缝线、肝素生理盐水等。

3. 断指的保存方法是什么？

答：用无菌纱布包好，放入塑料袋保存，保存于0℃的冰箱或冰盒，禁止用冰水浸泡。

4. 断指再植术中给予肝素、罂粟碱有何作用？

答：断指再植术中给予肝素、罂粟碱可减少创伤后的血液高凝状态及防止血管痉挛。

5. 手术台上取下的皮片保存方法有哪些？

答：取下的皮片用冷盐水纱布包好，做好标记备用，移植前切勿使皮片变干，不能用热盐水纱布包裹。

6. 取皮片后供皮区的处理顺序如何？

答：先用凡士林纱布平整地覆盖创面，再用纱布和厚棉垫覆盖，然后用绷带加压包扎。

7. 断指再植一个手指需吻合的血管有哪些？

答：一根指动脉，两根指静脉。

8. 臂丛神经探查松解，健侧颈7转位修复术选择什么部位静脉建立静脉通道？

答：选择双下肢静脉建立静脉通道。

（陈育贞）

第十三节　麻醉知识问答

1. 何谓腰麻？

答：腰麻即低平面蛛网膜下隙阻滞麻醉，在腰2~4间隙穿刺给药。

2. 什么是硬脊膜外阻滞麻醉？

答：将麻醉药注入硬脊膜外间隙，阻滞脊神经根，使其支配区域发生暂时性麻痹，称为硬脊膜外阻滞麻醉。

3. 什么是骶管阻滞？

答：将局麻药注入骶管内以求得骶神经阻滞者，理论上亦属硬膜外阻滞的范畴，称为骶管阻滞。

4. 什么是基础麻醉？

答：麻醉前应用药物使患儿神志消失的方法称为基础麻醉。基础麻醉多用于小儿，它仅使患儿处于深睡状态，而不具有镇痛作用，故需再追加其他麻醉药或镇痛方法方能实施手术。

5. 什么是全身麻醉？

答：麻醉药经呼吸道吸入或静脉、肌内注射，产生中枢神经系统抑制，呈现神志消失、周身不感疼痛，也可有反射抑制和肌肉松弛等表现，这种方法称为全身麻醉。常用全身麻醉方法有吸入麻醉、静脉麻醉和复合麻醉。

6. 常见的麻醉意外有哪些？

答：（1）呼吸道梗阻。

（2）呼吸抑制和呼吸延长麻痹。

（3）缺氧和二氧化碳蓄积。

（4）低血压和高血压。

（5）心律失常或心搏骤停。

7. 麻醉前禁食的目的及注意事项是什么？

答：目的是防止术中或术后呕吐反流、误吸而造成肺部感染或窒息等意外。

注意事项

（1）必须在麻醉前6～8小时禁食、禁水，以保证胃内容物彻底排空。

（2）必须向患者及家属解释清楚术前禁食、禁水的目的以取得合作。

8. 麻醉期间患者发生呕吐应如何防止意外发生？

答：（1）一旦发生呕吐，首先保持呼吸道畅通，立即去枕头偏向一侧，并将头部放低防止误吸。

（2）备好吸引器吸净口腔内食物。

9. 发生局麻药过敏应如何抢救？

答：如有发生应立即停药并密切观察呼吸、脉搏、血压变化，必要时应立即吸氧或气管插管接麻醉机和控制呼吸，正压给氧气以保证心脑的充分氧合。

（朱映霞）

第十四节　消毒隔离知识问答

1. 手术室出入路线怎样布局？

答：手术室应设有三条出入路线，一为工作人员出入路线，二为伤病患者出入路线，三为器械敷料等循环供应路线。尽量做到隔离，避免交叉感染。

2. 手术室的三区怎样划分？

答：（1）非限制区（污染区）包括办公室、会议室、值班室、更衣室、更鞋室。

（2）半限制区（清洁区）包括器械室、敷料室、洗涤室、恢复室、手术间外走廊等。

（3）限制区（无菌区）包括手术间、洗手间、无菌物品储存间、手术间内走廊等。

3. 洁净手术室的级别怎样划分？

答：根据每立方米中粒径大于或等于 0.5μm 空气灰尘粒子数的多少，洁净手术室可分为百级、千级、万级、十万级四种。数字越高，净化级别越低。

4. 手术间的温度与湿度是多少？

答：手术间的温度应维持在 20～24℃，湿度应在 50%～60%。

5. 如何做好手术间的门户管制？

答：手术进行中尽量减少人员活动，更不应开启通向外走廊的门户。加强管制，严防污染空气进入。

6. 怎样做好洁污控制？

答：无菌手术与污染手术必须分室，如果不得不同室进行，应先行无菌手术，后做污染手术。接台手术人员在两台之间要严格实行刷手、消毒手臂及无菌手术衣、手套等的更换。两台手术之间，若条件允许，应尽量做好环境净化和药液湿拭消毒，包括湿拭地面。

7. 何谓无菌手术？

答：无菌手术包括甲状腺手术、脾切除术、疝修补术、非开放性骨折手术、心脏手术等。这类手术的全过程均在无菌状态下进行。无菌手术也称为Ⅰ类切口手术。

8. 何谓污染手术？

答：污染手术包括肺、胃肠、阑尾和子宫切除部位手术，在手术过程中的一定阶段有被污染的可能，这类手术也称为Ⅱ类切口手术。

9. 何谓有菌手术？

答：有菌手术包括脓肿切开和引流、开放性骨折、烧伤等手术，手术部位已有感染形成，这类手术也称为感染手术或Ⅲ类切口手术。

10. 何谓甲级切口愈合？

答：甲级切口愈合是指愈合优良，无不良反应的初期愈合。

11. 何谓乙级切口愈合？

答：乙级切口愈合是指愈合欠佳，即切口愈合有缺点，但未化脓的愈合，如缝线感染（针孔脓点、红肿、硬结超过一般反应者）、血肿、积脓、皮肤坏死、脂肪液化、切口破裂等。

12. 何谓丙级切口愈合？

答：丙级切口愈合是指切口化脓，并因化脓需将切口敞开或切开引流者。

13. 各种手术伤口一般为几天拆线？

答：头面颈部手术为 3～5 天，腹部手术为 5～7 天，躯干手术为 7～10 天，四肢手术为 10～14 天，关节附近手术为 2 周。为避免伤口裂开或缝线反应，也可间隔拆线。

14. 无菌手术感染率的指标是多少？一次性物品使用合格率是多少？

答：无菌手术感染率指标为≤0.5%。一次性物品使用合格率为 100%。

15. 何谓无菌技术操作？

答：无菌技术操作是指在执行医疗、护理技术操作过程中，使已灭菌的物品，保持无菌状态不再受污染，防止任何微生物进入机体的一种方法。

16. 手术人员穿上无菌手术衣后，无菌区的范围是多少？

答：手术人员穿上无菌手术衣后，只有腰部以上到肩的前缘、袖口到手肘上的 10cm 可视为无菌区。

17. 手术室常用的无菌术有哪些？

答：（1）物品灭菌技术。

（2）外科刷手术。

（3）穿无菌手术衣、戴手套。

（4）铺无菌器械车及铺无菌巾。

（5）无菌持物钳的使用。

（6）术中无菌技术操作等。

18. 已打开的无菌包，已铺置未用的无菌车，可保留多长时间？

答：已打开的无菌包如手术衣包，应无菌操作包好，可保持 4 小时。局麻药瓶注明开启时间，保留 24 小时。已铺置未用的无菌车、盘保留时间为 4 小时，4 小时后重新灭菌。

19. 手术进行中，工作人员需调换位置时，应如何做？

答：应稍离开手术台，背对背地进行互换，并注意不得污染手臂及无菌区域。

20. 手术参观者与手术区保持的距离是多少？

答：保持的距离是 30～40cm 或以上。

21. 铺无菌器械车需用多少层无菌单？无菌单应垂过车缘多少厘米？

答：铺无菌器械车需用 6 层无菌单，防止水及血液渗湿污染。无菌单应垂过车缘 33cm，周围距离要均匀，车缘下应视为有菌区。

22. 手术区域铺单有哪些要求？

答：手术区铺单一般要求有 4～6 层无菌单，外层最少 2 层，尽量使用大小合适的单子。

23. 热水袋使用时的温度是多少？

答：热水袋不可灌水太多，一般以 1/3～1/2 为宜。水温为 50～60℃，小儿、昏迷、低温麻醉患者水温为 40～50℃。

24. 何谓消毒？

答：消毒是指清除和杀灭人体表面和无生命物体表面的病原微生物及其他有害微生物。

25. 何谓灭菌？

答：灭菌是指清除和杀灭一切微生物。

26. 无菌物品存放区的卫生学要求是什么？

答：（1）空气细菌数不超过 200cfu/m³。

（2）物体表面细菌数不超过 5cfu/cm²。

（3）工作人员手细菌数不超过 5cfu/cm²。

（4）灭菌后物品及一次性使用医疗器具，不得检出任何种类的微生物及热原质。

注：cfu（colong-forming units）为捕获的细菌经培养形成菌簇的单位数缩写。

27. 洁净手术室的卫生学要求是什么？

答：（1）空气细菌数 ≤10cfu/m³。

（2）物体表面细菌数 ≤5cfu/cm²。

（3）医护人员手细菌数 ≤5cfu/cm²。

28. 普通手术室的卫生学要求是什么？

答：（1）空气细菌数 ≤200cfu/m³。

（2）物体表面细菌数 ≤5cfu/cm²。

（3）医护人员手细菌数 ≤5cfu/cm²。

29. 一次性无菌物品的存放原则是什么？

答：物品存放于阴凉干燥、通风良好的物架上，距地面 ≥20cm，距墙壁 ≥5cm，离天花板 50cm。

30. 何谓特异性感染？

答：特异性感染是指由一种具有高度传染性及致命性的强毒力病原体而引起的感染，如开放性结核病、严重急性呼吸综合征（SARS）、破伤风、气性坏疽等。

31. 何谓外科洗手？刷手的范围是什么？

答：外科洗手即通过机械的方法及使用抗菌剂除去手臂上的暂住菌，尽可能杀灭常住菌，以达到几近无菌状态，并能维持长时间的抑菌状态。刷手的范围是手指至肘关节上 10cm。

32. 外科洗手合格的标准是什么？

答：外科洗手合格的标准为培养无细菌生长。

33. 何谓高水平消毒？其适用范围是什么？

答：高水平消毒对细菌、芽孢达到消毒效果的方法。此法适用于消化道内镜、呼吸道内镜、阴道镜等检查，一般用 2%戊二醛浸泡 30 分钟。消毒后用无菌蒸馏水充分冲洗。而进入人体无菌组织、器官或接触破损皮肤、黏膜的所有器械，包括内镜的脑室镜、胸腔镜、腹腔镜、关节镜等必须灭菌，如用 2%戊二醛浸泡须达 10 小时。

34. 戊二醛的杀菌机制是什么？

答：戊二醛的杀菌机制是通过对微生物蛋白质的烷基化作用，封闭细菌的细胞外层，灭活细胞酶而完成的。其活性受 pH 影响。

35. 含氯消毒剂的杀菌机制是什么？

答：含氯消毒剂可通过其溶于水后所产生的次氯酸及其分解过程中产生的新生态氧，使菌体蛋白质变性凝固、氧化分解而达到杀菌目的。

36. 环氧乙烷的杀菌机制是什么？适用于哪些物品的灭菌？

答：环氧乙烷可通过对微生物的蛋白质、DNA、RNA 的烷基化作用，阻碍它们正常的反应和新陈代谢而致微生物死亡。对不耐高温的物品，如导管、内镜类、精密仪器等，可采用此法消毒。

37. 环氧乙烷灭菌时的适宜温度和湿度是多少？

答：一般控制在 54℃±3℃，湿度在 50%～70%为宜。

38. 环氧乙烷灭菌合格的标准是什么？

答：每次灭菌工艺监测符合要求，每包内化学指示卡变色达标，每月生物监测生物培养阴性。

39. 预真空蒸汽灭菌时，器械包的体积是多少？重量要求为多少？

答：器械包的体积一般不超过 30cm×30cm×50cm。器械包不超过 7kg。

40. 下排气蒸汽灭菌时，器械包的体积是多少？

答：包的体积不超过 30cm×30cm×25cm。器械包重量不超过 5kg。

41. 对压力蒸汽灭菌物品有效期的要求是什么？

答：高压灭菌物品的有效期在炎热潮湿季节一般不超过 7 天（南方），在寒冷干燥季节可延长至 14 天（北方）。

42. 手术室无菌物品储存间物品放置要求有哪些？

答：（1）若无空气净化系统，房间需备消毒装置。

（2）使用有门的物品柜。

（3）物品架应距墙壁 5cm、离天花板 50cm、离地面 20cm。

43. 什么是生物监测？

答：生物监测是利用热抗力强的细菌芽孢制成生物指示剂，经压力蒸汽灭菌处理后，再检验细菌芽孢存活情况以判断灭菌效果，用作压力蒸汽灭菌效果监测。

44. 一般感染手术的处理原则是什么？

答：一般感染手术包括：肝炎、艾滋病、痈、疖、各器官脓肿、伤寒、阿米巴虫引起的肠穿孔、尖锐湿疣、烧伤有创面等患者。

术后处置：

（1）工作人员的处理：脱去手术衣、手套后即可。

（2）仪器：0.05%健之素单独浸泡 15～30 分钟。

（3）敷料：最好用一次性，布类要单独包裹，注明感染后送洗涤中心。

（4）地面、墙壁：0.025%健之素拖地、擦拭。

（5）空气：紫外线或消毒机 1 小时可杀灭一般细菌病毒，照射 2 小时可杀灭芽孢。

45. 特殊感染手术的处理原则是什么？

答：特殊感染手术包括厌氧菌、革兰阴性菌引起的感染（炭疽、气性坏疽、破伤风）和铜绿假单胞菌感染。选择手术间为负压的手术间，应按照相关要求严密隔离。

术前准备：

（1）手术间门口挂隔离标志（红色），手术间远离其他的房间，安排在手术室的一端，选择的手术室最好为负压手术室。

（2）门口处地板放浸有消毒液的地毯或中单，以作踏脚用。

（3）房间内设有用于消毒手的消毒水，有独立浸泡器械用的含氯消毒水。

（4）进入隔离手术间的人员应当穿隔离衣，戴手套，换鞋，皮肤有破损者不得参加手术。

（5）巡回护士必须室内室外各设一名，室内的护士不得随意走出手术间，补充物品应当由室外的巡回护士执行。

（6）房间内的物品尽量少，与手术无关的物品不能放在手术间。

（7）严禁参观手术，手术人员需要保护自己，免受损伤。

术后的处理：

（1）工作人员的处理：手术人员出手术间前将手术衣、手套、鞋套等物品脱在手术间，洗澡更换衣服才能出手术室。参加手术人员最好3天内不参加其他手术。

（2）仪器：0.1%～0.2%健之素在房间单独浸泡15～30分钟后，擦干→打包→注明特殊感染→送高压消毒灭菌两次→清洗（先消毒后清洗）。

（3）敷料：最好用一次性，用后焚烧；布类要单独包裹，注明感染送高压灭菌后送洗涤中心清洗。

（4）脓液的处理：切下的组织（确诊后）不能送病理科，要焚烧或深埋；脓液用含氯的消毒剂处理。

（5）手术间空气的消毒。

（6）房间物品的消毒：房间空气消毒后，地面用0.05%健之素拖地，物体表面用0.1%健之素擦拭。

（朱映霞　罗桂元）

第十五节　基础知识问答

1. 手术中为什么常用肝素作为抗凝剂？

答：（1）肝素在体内、外均有迅速而强大的抗凝作用。

（2）肝素可与抗凝血酶Ⅲ结合，使抗凝血酶Ⅲ与凝血酶的亲和力增强，使凝血酶立即失活。

（3）抑制凝血酶原转变为凝血酶，故临床上常用肝素作为抗凝剂。

2. 患者入手术间后，巡回护士核对的内容是什么？

答：患者入手术间后巡回护士认真查对手术间房号、科别、床号、姓名、性别、年龄、诊断、手术名称和手术部位（双侧器官时明确左右侧），术前用药、术中用药、检验单、麻醉方式。手术开始前，由巡回护士与手术医师、麻醉医师再次核对手术部位。

3. 怎样防止输错血？

答：（1）取血时核对配血单上科别、床号，患者姓名、性别、年龄、住院号、血型，交叉配血试验结果，血液种类和剂量。再核对患者与供血者的血型、血袋（瓶）

号及采血日期、失效期。

（2）输血前检查血袋是否严密、有无破损，再检查血液颜色，有无溶血、凝块、絮状物等，有疑问应及时与血库联系处理。

（3）输血前与另一名护士或麻醉师再次核对上述各项，并在配血单上签全名。

4. 凡进行体腔或深部组织的手术，需核对的次数及内容是什么？

答：凡进行体腔或深部组织的手术，要在术前与缝合前后共三次清点所有敷料和器械数目，防止异物遗留体内；如空腔脏器应在关脏器前增加一次清点。

5. 使用无菌物品前应查看的内容有哪些？

答：使用前查看无菌物品的灭菌日期，包装是否完整，有无潮湿，以及指示胶带与指示卡变色是否均匀一致，是否达到灭菌要求，否则不能使用。

6. 常用手术体位有几种？

答：（1）仰卧位：一般头、颌面、颈、胸、腹、四肢等部位手术皆可使用。

（2）侧卧位：适用于颅脑手术、胸腔手术、肾脏、髋关节等手术。

（3）45°侧卧位：适用于胸前肋间切口手术，如二尖瓣分离术等。

（4）俯卧位：适用于背部、脊柱畸形矫正及椎体骨折固定等手术。

（5）半坐位：适用于鼻咽部、口腔手术。

（6）坐位：适用于鼻咽部手术，扁桃体摘除术。

（7）膀胱截石位：适用于直肠会阴部、妇科阴道及尿道等手术。

7. 安置体位的原则是什么？

答：（1）手术野显露良好，且应注意保暖。

（2）不影响患者呼吸循环功能。

（3）使患者感觉舒适，避免大血管、神经受压，且不压伤肢体。

（4）固定后能保持原位，不致术中移动。

（5）保持静脉输血输液的通畅，保证术中补液及给药的方便。

8. 怎样防止手术部位错误？

答：（1）医师填写手术通知单时，必须详细写明手术名称和手术部位。

（2）特别是脑、颈、胸、肾、肢体等部位及疝等对称性器官手术，手术通知单必须注明。

（3）安置手术体位前，巡回护士必须查看病历等，认真核对手术部位，对于清醒患者可直接询问其本人。

（4）手术开始前，手术者再次核对X线片、病历记载、手术部位等，以杜绝手术部位错误。

9. 术中手术器械传递时应注意什么?

答:(1)速度要快、方法要准、器械要对,术者接过器械后不需要调整方向即可使用。

(2)传递器械力度要适中,达到提醒术者的注意力为度。

(3)根据手术部位,及时调换手术器械。

(4)洗手护士要及时收回切口周围的器械,避免堆积,防止掉落。

(5)传递器械时,有弧度的弯侧向上;有手柄的朝向术者;单面器械垂直递;锐利器械的刀口向下水平递。

10. 术中手术敷料传递时应注意什么?

答:(1)速度要快、方法要准、物品要对,不带碎屑、杂物。

(2)洗手护士要及时更换切口敷料,避免堆积,防止掉落。

(3)纱布类敷料应打开、浸湿,固定带或纱布应留有一端在切口外,尽量不可全部塞入体腔,以免遗留在组织中。

(4)使用可透 X 线的纱布、纱布垫。

11. 怎样防止将手术器械、纱布遗留在患者体内?

答:(1)手术开始前,洗手护士与巡回护士必须共同清点器械、纱布、纱布垫、缝针等手术台上所有用物,并记录。同时还须检查器械上的螺丝是否齐全、有无松动,有齿镊齿是否齐全。

(2)手术进行中,洗手护士应及时收回暂时不用的器械。

(3)术中所增添的器械、纱布等,巡回护士应及时记录在清点单上。

(4)洗手护士要牢记,在胸腔、腹腔或深部组织填入的纱布垫或留置的止血钳,并要提醒术者注意置于手术野深处的纱布,防止遗留。

(5)手术台上掉下的器械及纱布等,应及时捡起放在器械车下层,任何人不得带出室外。

(6)在关闭胸腔、腹腔前,洗手护士与巡回护士应核对器械、纱布、缝针等手术台上所有用物,相符合后方可缝合。

(7)在缝皮前再次清点无误后,在清点单上记录并签字。

12. 使用电刀应注意的关键问题是什么?

答:(1)使用前须检查各部件和连接是否完好,准备妥当时方可使用;如患者体位改变,应及时检查回路电极的接触是否完全。

(2)输出电极板,如用一次性输出电极板,须保证导电胶均匀,不能有缺损处,以防烫伤患者。

(3)电刀或电凝使用时应尽量缩小组织的接触点,及时清除前端的凝块,以免阻碍电流通过。

（4）严禁在使用如乙醇等易燃消毒剂后未完全挥发干燥就使用电灼机。

（5）手术床应垫上绝缘床垫，术中患者的皮肤不能触及金属物。

（6）如使用电刀过程中发现功率太小，首先检查负极板粘贴情况是否松脱、位置是否距离手术野太远，不能盲目调大输出功率。

（7）尽可能不采用"打击止血钳止血"，确有需要应请按如下指引执行：①电刀避免使用"Spray"模式；②操作者应充分握持止血钳，持钳医师的另一只手及身体其他部位充分避免与患者或手术床接触；③待电极接触止血钳后再激发输出；④输出时间尽可能短，否则会有意外烧伤的危险。

（8）根据患者的身材、目标组织的类型，由小到大调节输出功率，使用能够达到满意效果的最低功率。

13. 氯化钾为什么不能静脉注射？

答：因为高浓度的氯化钾从静脉注射后会使血液钾离子突然升高，引起高钾血症，从而抑制心肌，甚至引起心搏骤停，故氯化钾必须加入液体内缓慢地滴入静脉。

14. 手术中大量输入库血后为什么要补充钙剂？

答：在采血时，要加入柠檬酸钠抗凝剂，柠檬酸钠中的柠檬酸根离子能与血液中钙离子结合形成可溶性络合物，使血液中游离钙离子减少，故应补充钙剂。

15. 手术中哪些情况下局麻药中不能加入肾上腺素？

答：患者有高血压、冠心病、肝肾功能不全、休克、恶病质、甲状腺功能亢进等情况时，局麻药不能加入肾上腺素。

16. 输血早期常见哪些反应？

答：输血早期常见的反应有：发热反应、过敏反应、溶血反应、细菌污染反应。

17. 库血应如何加温？

答：（1）将血袋置于 35～37℃水中，轻轻摇动血袋并不断测试水温，15 分钟左右取出备用。

（2）加温的血液控制在 32℃，不得超过 33℃，水温不得超过 37℃。

（3）加温过的血液要尽快输注，因故未能输注不得再入冰箱保存。

18. 何谓成分输血？

答：成分输血是按患者的实际需要选择性输注某一血液成分，能有效地提高血液的治疗效果，最大限度地降低输血反应。

19. 成分输血的种类有哪些？

答：血浆、红细胞制品、白细胞制品、血小板制品、纤维蛋白原及抗血友病球蛋白和凝血酶原复合物等。

20. 输注血小板时应注意什么？

答：（1）拿血小板时动作要轻，不宜过多振荡，以防血小板不可逆的聚集或破坏。

（2）领取后立即输注，输注速度宜快，每分钟 80～100 滴，一次输注时间不超过半小时。

（3）因量小，需尽量滴净。

（4）不能冷藏。

21. 为什么血小板不能冷藏？

答：因任何低于 20℃的温度都会对血小板造成不可逆转的形态和功能损伤，4℃保存血小板 24 小时就有明显破坏，主要原因是血小板遇冷后在形态上发生变化，由盘状变成球状，容易聚集和破坏，输入体内存活期短。

22. 休克患者为什么要观察尿量？

答：休克患者单位时间内尿量多少直接反映休克的程度。保持每小时 30ml 尿量是休克缓解的可靠指标。应准确地记录尿量，以便采取积极的治疗措施。

23. 恶性肿瘤创面用温蒸馏水冲洗的意义是什么？

答：当肿瘤细胞接受致死量温度（35～40℃）信号刺激后，可发生自我控制性死亡，即细胞凋亡。因此，温蒸馏水冲洗恶性肿瘤创面可以减少手术中医源性肿瘤细胞的播散或消灭转移灶。

24. 肠大部分切除后为什么会出现出血倾向？

答：正常情况下肠道菌群可产生大量维生素 K，而维生素 K 是机体凝血过程中重要的凝血因子，肠大部分切除术后，造成维生素 K 大量缺乏，机体凝血功能发生障碍而有出血倾向。

（朱映霞　马育璇）

1. 随着手术室医院感染预防控制的不断规范,对外来手术器械及植入物的管理也越来越严格。规范要求植入物的每一灭菌循环,必须在生物监测结果出来且为阴性时方可使用。但是,外伤急诊患者需要使用的"钢板螺钉内固定"植入物,常常是在手术室临时进行消毒灭菌,因此手术室护士在处理这些器械时要特别注意以下几个问题。

(1)临床常用植入物材料:植入物是指放置于外科操作造成的或者生理存在的体腔中,留存时间为 30 天或者以上的可植入型物品。临床常用植入物有钢板、螺钉、吻合钉、补片、心脏瓣膜、人造血管、关节假体等。

而术中留置的输尿管内支架管(双"J"管)对尿液起内引流作用,在体内停留时间<30 天,故此类物品既不属于植入物,也不需要进行生物监测。

(2)植入物的包装类型:植入物的包装类型分为已灭菌和未灭菌两种。

1)已灭菌的植入物,不需进行生物监测,可直接接收使用。因为它们在出厂前已有生产厂家、生产批号、灭菌日期等,具备可追溯性,因此不必再行生物监测。只需提供灭菌包装物、产品标识条形码即可。但使用前必须严格检查包装的完整性,若包装破损或被怀疑可能遭到损坏时应被视为未灭菌,应退回厂家重新消毒或做其他处理。

2)未灭菌植入物,接收后必须进行统一消毒灭菌处理。植入物应在生物监测合格后,方可发放使用。

(3)加强植入型器械及物品的灭菌管理:根据 2009 年卫生部颁布有关规范,在遵循消毒灭菌管理原则的基础上,还必须对植入物、植入物器械、外来医疗器械实施严格管理。

1)所有植入物使用必须符合《医疗器械和药品准入制度》及相关规定,三证齐全(即医疗器械生产企业许可证或经营许可证、产品注册证、税务登记证)。

2)外来器械(包括厂商提供骨科植入物专用手术器械)必须重新清洗、包装、灭菌。

3）一般情况下快速灭菌、等离子灭菌均不能用于植入物灭菌。

4）紧急情况进行植入型器械灭菌时，可在生物 PCD 中加用 5 类化学指示物，5 类化学指示物合格可作为提前放行的标志。生物监测结果报告单，贴在相应的记录单上，记录应保证完全的可追溯性。在生物监测结果出来前使用植入物应视为特例，而不是常规。

5）植入物使用记录应可追溯到产品名称、型号、数量、生产厂商、供应商。以上资料一式两份，一份留病历（粘贴在指定位置），另一份保存于设备科或药械科。

6）若厂家提供的植入物已灭菌，应保留产品的灭菌标识条形码，供追溯时使用。

7）有条件的手术室可存放 1~2 套已做好生物监测的钢板、螺钉，以备急诊手术用，使用后及时补充。

2. 一例开腹手术患者，术程顺利，关腹时第 1 次物品清点无误，但缝合至皮下时医师不慎把缝针弄丢了。经医护人员台上、台下认真查找未果，此时医师认为手术已至皮下层肯定不在腹腔内决定继续关腹。遇到这种情况，手术室护士应该如何处理？若在关闭体腔时发现多了 1 块血纱垫，又该怎么办？

（1）手术物品清点之数目必须前后账物相符：按照《手术病人十大安全目标》规定："在手术开始前、关体腔前及缝合至皮下时应对手术物品进行清点，保证前后账物相符。"因此，手术医师不能主观臆断，即便不在体腔内，也不应残留在患者身体的其他部位。

正确的处理方法如下：

1）仔细寻找：首先在切口周围寻找，然后是手术台术野周围寻找，以及手术间地面等处寻找，也可利用吸铁磁石协助查找。

2）借助 X 线机寻找：确实寻找不到丢失的缝针时，利用 X 线机在手术部位进行透视，确定不在患者体内。

3）凡经仔细查找未果时，巡回护士必须将具体经过记录在相应的记录本上，术毕由手术者、巡回护士、器械护士共同签名，并上报科室主任或医务部门；或按照医院现行管理规定执行。

（2）无论是多或少，都属物品点数不清范畴：关闭体腔时发现多了一块血纱垫，虽然不排除第一次点数有误，但都应按照点数不对的方法处理，尽力寻找到原因。可采取以下方法：

1）不能关腹，要求医师重新探查腹腔，确认无异物残留，并利用小型 X 线机检查确认。

2）反复清点，多方寻找，必要时请第三方或第四方参与。仔细检查周围环境有无可疑因素，询问有无进出该手术间人员携带血纱垫进入等。

3）模仿对比法寻找。如果按常规检查寻找、X线机照射都无找出原因，可用模仿对比法。即先用X线机照射检查，然后放置需要寻找的物品，模拟遗留物品在腔内，再行X线照射检查。进行前后对比，确认两种不同的显影。

4）将寻找过程详尽记录，巡回护士、器械护士、主刀医师三方签名共同确认，在征得上级职能部门（如医务科）许可后实施关腹。

（3）加强手术物品的业务管理和监督

1）器械护士应加强手术台上物品的使用管理：①选择合适的针持和缝针，配套使用；②正确夹持、传递缝针；③不用的器械及时收回器械台上，不堆积在手术野；④监督手术医师操作，发现隐患及时纠正。

2）巡回护士应加强手术间的环境管理：①切皮时及时清理污物，保持手术间整洁；②控制手术间门户，减少参观或互串人员；③坚持器械清点规定，未查清楚，患者不得离开手术间。

3. 手术室电外科技术是利用高频电能通过人体组织产生切割、止血、凝固等临床效果，具有单极输出与双极输出两大输出模式。但由于单极输出是高电压，如使用不当也会导致烧伤和意外，因此必须严格使用管理。如股骨头置换术后，需要进行开腹探查术，医师交代术中要使用单极电刀，作为手术室护士应怎样处理？如果是体内安装起搏器的患者，术中需要使用单极电刀，又应如何做？

（1）体内有金属植入物的患者，原则上不用高频电刀。患者体内有人工股骨头、钢板、螺钉等金属植入物时，术中原则上不能使用高频电刀切割或止血，因为金属植入物是导体，当使用电灼的电流回路经过有金属植入物的肢体时，电流经过植入物使金属发热，发生烧灼。

（2）建议使用双极电凝或超声止血刀止血。双极电凝是利用高频电流通过双极器械前端两个电极之间的组织完成回路并产生效果，两个电极分别相对正、负极，电流仅限于两个电极之间。超声刀是通过特殊转换装置将电能转化为机械能，经高频超声振荡使所接触组织细胞内水汽化，蛋白氢键断裂，组织被凝固，对机体无电生理干扰。有条件的可使用超声止血刀。

（3）必须使用高频电刀时的方法

1）做好回路电流设计。采取电流短回路的方式，负极板应妥善放置。如单侧股骨头置换术后的患者，负极板可粘贴在三角肌的部位或无金属植入物的一侧大腿；如为双侧置换，负极板只可粘贴在三角肌的部位；体内安装起搏器的患者可用带电刀回路功能的软垫（如美格智能回路垫），并由该起搏器厂家将起搏器调在某一状态。

2）使用尽可能低的输出功率：①术中使用时，尽可能选择最小的输出功率、最少的次数、每次最短的持续时间；②指导医师使用电刀笔，应该稍稍离开组织表面，电流以电弧传递到细胞内短时间热量聚积发生汽化、破裂，产生"干净"的组织切割效果。

3）必须有专业技师在旁指导，严格按操作规程执行，协助处理意外或突发情况，确保设备使用安全。

（4）高频电刀使用的特别要求

1）手术床应垫上绝缘床垫，避免患者身体组织与手术床面或其他金属物件接触。

2）严格按规程使用电灼机，选择肌肉丰富、平整的部位粘贴负极板。如患者体位改变，应及时检查回路电极的接触是否完全；患者回路电极板被取下，应使用新的电极板再粘贴。

3）严禁在使用如乙醇等易燃消毒剂后未完全挥发干燥就使用电灼机。

4）尽可能不采用"打击止血钳止血"，确有需要按如下指引执行：①电刀避免使用"Spray"模式；②操作者应充分握持止血钳，持钳医师的另一只手及身体其他部位避免与患者或手术床接触；③待电极接触止血钳后再激发输出；④输出时间尽可能短，否则会有意外烧伤的危险。

5）按照电刀使用规程，如使用电刀过程中发现功率太小，首先检查负极板粘贴情况是否松脱、位置是否距离手术野太远，不能盲目调大输出功率。

6）检查电极线是否损坏、接口是否有松动、接触不良，如果发现应及时更换。

7）根据患者的身材、目标组织的类型、由小到大调节输出功率，使用能够达到满意效果的最低功率。

8）保持活动电极清洁，及时去除焦痂，以免增加阻抗值、降低性能，并增加输出功率。

4. 含碘消毒剂是常规手术皮肤消毒剂，是一种高效的灭菌剂，可杀灭肠道致病菌、化脓性球菌、致病性酵母菌和医院感染常见细菌，但临床中时常也会遇到对碘剂、乙醇同时过敏的人群，对于此类人群，可选择以下消毒剂。

（1）0.1%苯扎氯铵手术野皮肤消毒：苯扎氯铵又称为邦迪、洁尔灭、氯化苯甲烃铵、氯化苄二甲烃铵，主要成分是氯化二甲基苄基烃铵的混合物。本药为季铵盐类阳离子表面活性剂。通过改变细菌细胞膜的通透性，使细胞内物质外渗，从而阻碍细菌代谢，起到杀灭作用。对革兰阳性菌作用较强，对铜绿假单胞菌、抗酸杆菌和细菌芽孢无效。罕见有过敏反应，0.1%以下浓度对皮肤无刺激性。有报道可引起变应性结膜炎、视力减退、接触性皮炎，3%溶液灌肠后可引起恶心、出冷汗甚至死亡。临床主要用于手术前皮肤消毒、黏膜和伤口消毒。

由于本药能与蛋白质迅速结合，当有血、棉花、纤维素和有机物存在时作用显著降低。因此，皮肤消毒时应清洁局部皮肤，尤其是外伤皮肤的清洁。

（2）苯扎氯铵与苯扎溴铵的区别：苯扎溴铵又称溴化苄烷铵、溴化二甲基苄基羟铵、新洁尔灭、溴苄烷铵，为单链季铵盐，只能杀灭某些细菌繁殖体和亲脂病毒，属低效消毒剂。

苯扎氯铵为双链季铵盐，可杀灭多种微生物（包括细菌繁殖体，某些真菌、病毒），杀菌效果明显增加。

5. 高速电钻和双极电凝是神经外科手术中必备设备之一。使用高速电钻和双极电凝时，可使脑组织局部温度升高，导致脑组织耗氧量增加，造成组织损伤。为了降低脑组织局部温度，常以局部冲水来缓解，同时还可保持术野清晰而有利手术操作。冲洗器的选择各医院手术室有所不同，有的医院仍使用纯橡胶洗耳球，有些医院使用带自动冲水式双极电凝。同时，神经外科手术通常是在显微镜下进行，术野很小，常只允许术者一人操作。因此，手术配合时应注意下面问题。

（1）冲洗球的选择与清洗：目前临床上的冲洗球有纯橡胶洗耳球、玻璃橡胶洗耳球两种。

1）不提倡使用橡胶冲洗球。纯橡胶冲洗球口径小、内腔大，内表面难清洗，也难以干燥，其灭菌效果不确切，不能使用。

2）可使用玻璃冲洗球。玻璃橡胶冲洗球口径稍大（约 0.2cm），与玻璃连接部可拆卸清洗。清洗时一定要将玻璃与橡胶连接部拆卸，并用清水反复挤压冲洗橡胶的球端部分至洁净为止，晾干后送蒸汽灭菌。

3）为确保清洗和灭菌质量，建议使用一次性冲洗器。

（2）冲水式双极电凝的使用配合：神经外科微创手术（尤其是锁孔手术），部位深、视野小，很难做到精准配合。使用带自动冲水式双极电凝镊可弥补这一缺陷，方便术者一人操作，配合时应注意以下事项。

1）调节好冲水双极的冲水量及功率：根据厂家提供的使用说明，调节冲水量及功率。

2）冲水式双极电凝使用后，应将双极电凝和镊子分离进行彻底清洗；冲水管为一次性管道；镊子清洗干净后高压灭菌。

3）切割脑肿瘤的同时应滴水冲洗术野，有效阻断供应肿瘤的血管而不发生粘连撕裂，减少术中出血，并避免因重复止血造成的手术时间延长。

（3）显微镜下手术配合注意事项

1）传递器械时的配合：显微镜下操作时，医师眼睛不离开显微镜，以避免再次调焦。因此，器械传递应靠近显微镜旁、口头提示并轻放医师手上，器械朝向、部位要一步到位，确保医师不需转动器械就可连续操作。

2）显微镜操作时应注意：①使用前检查显微镜性能；②移动显微镜时防止粗暴及振荡；③上无菌套时先取下镜头盖；④关镜时先关开关再拔电源。

6. 手术患者的保温问题已受到广泛重视，特别是大量输注低温液体或快速输注大量冷藏库血。由于患者低体温可造成血流动力学改变、诱发并发症、延缓伤口愈合甚至危及生命，因此必须加以重视。作为手术室护士应该掌握以下护理措施预防术中低体温的发生。

（1）术中患者低体温的常见原因：①手术间室温过低，导致患者过度散热。②手术野皮肤消毒，导致身体过多暴露；使用易挥发消毒剂（如乙醇），使机体蒸发散热增加。③大量静脉输注低温的血液和液体。④开放体腔手术（如开腹手术）切口大、暴露时间长、创伤重，使体内热量进一步蒸发和丢失。⑤体腔冲洗液未加温，带走大量热量。⑥全身麻醉对体温调节中枢的抑制作用。⑦组织灌注不足。

（2）常用液体加温的方法与特点：临床上常用的液体加热方法有水浴加热、温箱加热、输液管加热等。

1）水浴加热：容器内盛37℃左右的温水，将液体浸泡其中。优点：方便快速，经济成本低。缺点：保温效果差，加热不均匀。

2）恒温箱加热：将输液液体放置于恒温箱，使温度升至38℃左右。优点：加热过程中无气泡产生。缺点：①加热速度慢，耗时，不适用于紧急输液；②被加热液体温度无准确显示，温度控制不精确；③静止液体加热，加热不均匀，可能造成药物理化性质改变；④保温效果差，输液过程中热散失多，输液过程常常是先热后凉。使用中，保持恒温箱性能稳定，温度适中，液体加热不能超过38℃，否则注射后容易引起溶血反应；恒温箱内液体应按入箱时间先后使用，一次放入箱内液体不要太多，以免在高温下存放时间太长，最好勿超过6小时。

3）输液管加热：输液时采用输液加温仪对液体进行持续加温输入。将输液管缠绕在加温仪上，通过与其中流动着的液体进行持续热量交换，间接提升输液管内液体温度，可根据需要设定液体温度在37～41℃。优点：①加热速度快，通电30秒即可持续使用；②被加热液体温度有准确显示；③流动液体加热均匀；④加热不受液体初始温度制约。缺点：①加热过程中输液管内会产生大量气泡，存在一定的危险；②加温仪及加温用的一次性加温输液管道成本较高，会增加患者费用。

（3）液体加温输注的问题

1）常规输液不加温，大量输液或输注库存血时应该加温。用于库存血、血浆及血浆制品的加温器温度调节不能大于 37℃。

2）结合输液的成分综合考虑是否适合加温。虽有报道表明液体温度保持 36.5℃可获得安全、可靠、舒适的效果，且对药物成分无影响。但并非所有液体都适合加温，如青霉素、维生素 C 不可加温，因为青霉素水溶液在室温不稳定，20U/ml 青霉素溶液放置 24 小时效价下降 56%，青霉烯酸含量增加 200 倍;维生素 C 属酸性，具有较强的还原性，加热或在溶液中易氧化分解，在碱性条件下更易被氧化为己糖衍生物，影响药效或发生药物相互作用反应。

3）代血浆不加温输入。胶体液在常温下输入或 25℃保存，加温超过 25℃会发生性质改变，如血定安、贺斯等羟乙基淀粉 40 产品，不予加温。

4）采用输液管加热时，加热仪的温度可设定在 40℃（小于 40℃）。因为输液管和加热器之间传热有一个温度梯度，液体从加热器流出而还未进入人体时，热量会有少量散失。

5）对出血性疾病和高热患者应慎用加热液体，防止加重病情。

（4）预防术中低体温的护理措施

1）术前预保温：接送患者车床面及盖被采取预先加温的方式。

2）调节适宜的室温：患者进手术间前 1 小时室温应调至 24℃，术中手术间温度保持在 22℃左右。

3）术中尽可能减少患者暴露，非手术部位注意覆盖保暖，并保持体表覆盖物的干燥，包括手术铺巾及衣服。

4）输注液及冲洗液宜加温至 34℃。

5）正确使用安全有效的保温仪器设备（如充气式加温毯、变温水床等）。

6）术毕用温水垫擦拭伤口周围的血迹及污迹，及时给患者穿衣和盖被。

7）维持复苏室环境的适当温度。

7. 随着内镜频繁使用及侵入程度的不断增加，由内镜诊疗引起的医院感染的危险性也相应增加，其再处理问题也已引起了国内外相关部门的极大关注。按我国《内镜的医院感染管理要求》及《内镜清洗消毒技术操作规范（2004 年版）》要求，目前多数医院仍无法解决临床上内镜的供求矛盾及连台、急诊腔镜手术问题，如何解决这一供求矛盾？手术配合时要注意哪些方面？

（1）选择正确的消毒灭菌方法

1）根据腔镜器械的材质选择不同的灭菌方法，首选高压蒸汽灭菌。

2）常用的灭菌方法有高温蒸汽灭菌、低温蒸汽灭菌、等离子体快速灭菌、2%

戊二醛浸泡 10 小时。

（2）加强腔镜手术及器械物品的行政管理

1）适当增加器械基数。每年按计划分批增添腔镜器械、设备，保障基本手术需要。购买时，尽量选耐高温高压的腔镜，方便应急灭菌处理。

2）适当考虑添置腔镜器械快速灭菌的设备（如快速灭菌器、等离子体灭菌器），以备急用之需。

3）无 EO 及过氧化氢气体等离子体消毒设备的医院，可采用分步消毒方法，即将耐高温的附件进行高温高压灭菌，镜头用 2% 戊二醛浸泡 1 小时，但不作为常规。

4）合理安排手术：加强手术科室沟通协调，每天台数的安排力求均匀、合理，减少接台、浸泡消毒的次数。

5）腔镜手术的器械管理：腔镜器械和镜头精细、贵重、易损坏，应设专人管理，及时维修、保养和更换。

（3）护士配合要求

1）护士应规范配合操作，爱护设备、器械，延长使用寿命。

2）熟悉设备、器械的操作处理方法和要求。

3）镜头轻拿轻放，电线盘圈放置 >10cm。

4）拔插摄像头、显示器、光源线前应先关闭电源，避免在通电状态下进行，以免电流冲击，导致电器零件烧毁。

5）术毕应擦拭设备，保持清洁，插头可用软布抹干保持干燥，光线导管应向下慢垂，不可甩、碰。

6）不要在短时间内反复"开""关"设备电源，如光源关闭后，需等待几分钟散热后才能再次开启。

8. 动力切割器广泛应用于鼻内镜手术中，它能更精确地切除病变部位，减少术中出血和病变复发，提高耳、鼻、咽、喉患者疗效及工作效率，是鼻内镜手术不可缺少的设备之一。由于该设备的使用寿命与使用方法有关，因此在手术配合时应特别注意以下问题。

（1）切割手柄线不能过度弯曲、对折及垂吊，用绕圈的方法收线，手柄的接头防止碰撞变形。

（2）切割手柄线连接主机时，对识标志，红点对红点，切忌旋转硬插防止损坏接头导芯。

（3）当切割器不工作时：①检查电源是否连通，模式设置是否正确；②检查切割手柄、脚踏是否跟主机正确连接；③检查切割手柄跟切割头是否连接好；④如果确定连接无误，切割器仍然不工作，应停止使用，以免损坏主机，避免出现更严重的故障。

（4）切割手柄的正确使用及清洗：切割手柄的头向下、不能倒转，吸引管连接口用水枪冲洗，小刷旋擦，压缩气枪吹干后置于专用烘箱，手柄线用湿布抹干净，与主机的连接头切忌浸泡。

（5）动力弯切割头切忌拔芯清洗，只能使用低温消毒，不能高压消毒。

9. 根据是否有腔隙可将组织器官分为实质性器官和空腔性器官，空腔性器官包括整个消化道、子宫、心脏、气管、支气管、膀胱、血管等；实质性器官包括肝、脾、肾、胰等。空腔性器官与非空腔性器官的手术在配合方面有着很大的区别，如空腔性器官手术要保护周围组织以防污染，胃空肠手术时要使用吻合器和切割缝合器，因此在配合手术时应注意以下问题。

（1）空腔性器官与非空腔性器官手术配合的主要区别

1）物品清点次数不同。关闭空腔器官时（如子宫、心包、膀胱）要清点手术用物，比非空腔性器官的物品清点多进行 1 次。

2）沾染手术的隔离技术不同：胃肠道、呼吸道或宫颈等沾染手术时，切开空腔脏器前，先用纱布垫保护周围组织，并随时吸除外流的内容物；被污染的器械和其他物品应放在专放污染器械的盆内，避免与其他器械接触，污染的缝针及持针器应放在含碘消毒液浸泡后才可用；完成全部沾染步骤后，应将污染器械置于一边，不再使用于其他部位，同时手术人员应更换无菌手套，尽量减少污染的机会。

（2）吻合器与切割缝合器使用注意事项

1）使用吻合器和切割缝合器时：轻拿轻放，防止掉落，取出后检查保险开关是否关上，防止误击发。

2）给吻合器涂液状石蜡时，只能外周涂一圈，液状石蜡不能接触吻合钉，以免吻合钉脱落。

3）使用管状吻合器时，应先逆时针旋转手柄取出蘑菇头，顺时针旋转手柄把吻合器内芯收起至未使用状态。

4）使用切割缝合器时，要在使用前才能把护钉板取下，防钉脱落。取下护钉板时，应有右手大拇指轻顶护钉板的翼，使护钉板与钉分离后再把护钉板顺时针掀开，不用拔除，以免连针拔出。

10. 随着生活水平的提高及医疗技术的进步，人类平均寿命不断延长，使高龄、基础疾病较多的患者越来越多地接受手术治疗，老年患者涉及意外伤（如股骨颈骨折）、关节退行性变的手术（如膝关节、髋关节置换术）比例在增大。因此，手术室护士应掌握专科手术配合的相关知识及技术，掌握下面几方面问题。

（1）老年人容易发生骨折的原因：骨头也有新陈代谢的作用，钙质的摄取不足，或是体内钙质的减少，为了维持血中基本钙质的浓度，便会把骨骼中的钙质抽离支援，若过度的流失会使骨头中的骨梁变细、变松甚至变形，同时外层部分的骨皮质也会变薄、变脆，因而整个骨骼变得脆弱而容易发生骨折。老年人骨质退行性改变、血钙丢失，尤其是停经的妇女，更容易造成骨质疏松。另外，老年人动作迟缓、平衡差易摔倒跌倒，一旦摔伤落地重、损伤重，股骨颈骨折发生率高。

（2）术中配合特点与特殊准备

1）老年人皮肤弹性较差，干燥易形成压疮，摆放、转动体位时应轻巧，骨隆突部加用凝胶垫保护。

2）四肢不能过度外展或牵引，以免引起骨折或关节脱位。

3）老年人基础疾病较多，通常主要疾病被基础疾病掩盖，且病情变化快，必须密切观察病情。

4）若为开放性骨折，应做好开放伤口的处理，预防医院感染。

（3）手术配合的特殊要求

1）止血带充气每 60 分钟，放气 1 次，每次 10 ~ 15 分钟，根据止血器的使用说明，调节安全范围内压力。

2）取下的骨块用无菌湿纱布包裹备用，以防丢失。

3）安放假体之前用生理盐水彻底冲洗关节面及植入床并擦干，以免影响骨水泥的黏固程度。

4）调配骨水泥要把握时间，以防干结，先备好粉剂，使用时再倒入水剂，边倒入水剂，边搅拌，快速搅拌均匀。

5）膝关节置换手术，骨水泥要涂于髌骨、股骨髁、胫骨假体上，多余的骨水泥要去除，以免影响关节面的磨合。

6）递送假体时，用无菌干纱布包裹假体以防滑落及避免不必要的接触。

7）避免假体被碰撞。

8）髋关节置换手术时应注意髓腔与髓腔扩大器要从小到大依次更换，以准确确定人工假体的型号。

11. 手术室是外科抢救和治疗的重要场所，当值班护士接到急诊手术的电话通知时，为了更好地做好器械物品的准备工作，手术室护士应做好以下工作。

急诊手术通常在电话通知后 30 分钟内进入手术室，因此接电话的同时护士应询问患者的年龄、手术部位、手术/麻醉方式，当前的生命体征、饮食情况，以及有无特殊手术器械要求。若为外伤，还需了解外伤部位、受伤时间。

针对掌握的病情和手术要求，全面做好术前的物品、器械、隔离等准备。了解患者年龄、饮食的情况、麻醉方式是为麻醉方式及管道的选择做准备；了解手术部位、手术方式可做好器械物品的准备；了解外伤的部位，如四肢需准备止血带的型号及做外伤冲洗的准备；了解受伤时间是为了了解有无合并感染，如果合并厌氧菌感染（气性坏疽、炭疽等），应做好相应的隔离措施。

12. 泌尿外科手术体位通常有平卧位、侧卧位、截石位、俯卧位、45°侧卧位等，而侧卧位是泌尿外科手术最常采用的手术体位，在手术配合时应注意以下几个问题。

（1）手术配合关键技术是体位的摆置，摆置手术体位时应注意在确保患者安全、舒适的情况下最大限度地显露手术切口，维持正常呼吸和循环功能，避免肌肉、神经受损，各路输液管道妥善固定或方便观察及操作，尽可能保护患者隐私。同时在摆侧卧位时应注意如下几点。

1）摆置体位时患者背侧尽量靠近床缘，以便主刀医师操作。

2）托健侧肩关节稍前倾，以保持体位垂直90°。

3）健侧下肢弯曲功能位，患侧下肢伸直，确保肩关节、髋关节、踝关节三点一线，使患侧腰部组织张力增大，以便显露术野。

4）保持患者处于头高脚低（5°~10°）位。

（2）泌尿外科腔镜手术的特点为使用冲洗液量多，配合是注意保持床单的干燥，经皮肾镜手术使用带孔薄膜，保持冲洗液接入桶内。前列腺电切手术用吸管接操作器出水口，直接引流入桶内。如在冬天，可将冲洗液放入恒温箱内加温。

13. 经尿道前列腺电切术、B超引导经皮肾镜肾结石气压弹道碎石术等微创手术广泛应用于临床，在配合此类内镜手术时应注意以下几个方面的问题。

（1）前列腺电切术冲洗液选择

1）使用等离子双极高频电刀进行前列腺电切术时，因其回路局限于电切环，因此冲洗液可用生理盐水。

2）使用单极高频电刀进行前列腺电切术时，由于需要患者身体作为回路，不能选用生理盐水。因为生理盐水是一种导电介质，若其作为冲洗液会导致电极的电流通过冲洗液直接泄漏，使电流不能作用于膀胱组织，导致电刀无法正常使用甚至会损坏电极等。因此，应选用5%甘露醇作为冲洗液。

（2）手术配合的特殊要求

1）保证充足液体，防止滴空。根据手术切割范围大小、操作难易、手术时间等，备好冲洗液，以免术中滴空，影响视野操作和腔内血块形成。寒冷季节手术，可将冲洗液放入恒温箱内加温。

2）保持床单被服干燥，做好绝缘防护。①术中大量冲洗使用，注意保持床单干燥；②保护身体部位不接触金属部件；③使用带孔手术薄膜。经皮肾镜手术时，将带孔薄膜引入桶内；前列腺电切时，用吸管接操作器出水口，直接引流入桶内。

（3）经皮肾镜肾手术配合要点

1）体位配合，防压疮：术中先取截石位后取俯卧位。首先截石位逆行插管、停置留尿管，然后改俯卧位经皮穿刺，此时注意血压的变化。患者腰部对准腰桥，充分显露手术野；保持体位舒适，随时观察患者的呼吸情况。

2）严格按照规范要求核对手术部位。

3）显示系统、B 超机、压力冲洗泵摆放的顺序由上至下置患者健侧，弹道碎石机置患者患侧头旁。

4）熟练掌握机器的使用方法。使用压力灌注泵时，接管道由下至上（先置压力感应膜、再绕转速器、最后才接冲洗液），以免感应膜膨胀，使压力灌注泵报警系统失灵。

5）手术开始后切记开放尿袋，以防大量冲洗液停留膀胱，引起膀胱膨胀甚至破裂。

6）冲洗液不能滴空，以免术野模糊而影响医师操作。

14. 随着肝移植手术技术的不断改良、免疫抑制药物的研发应用，患者经济条件的改善等，为广大肝病患者的治疗带来了福音。改良背驮式原位肝移植是目前临床最常用的肝移植术式，手术室护士的配合重点在于无肝期与新肝期，手术配合时应注意以下问题。

（1）无肝期与新肝期的定义：无肝期是指病肝切除后，大血管阻断至开放血管供肝复流前。新肝期是指腔静脉和门静脉吻合血管开放后，供肝复流。

（2）器械护士配合要点

1）无肝期：保持肝低温，用冰生理盐水喷洒供肝表面，植入供肝时，大血垫上铺一层碎冰，再把供肝置于碎冰上，保持低温，降低耗氧量，保护供肝功能。

2）开放前备 45℃温生理盐水浸泡供肝，或用 45～50℃温生理盐水大血垫平铺供肝表面辅助复温。

3）转流管要用肝素水（20mg 肝素，0.9%氯化钠溶液 500ml）浸泡，以免管道堵塞。

4）避免空气栓塞：转流管内空气排尽后上钳，术中灌注管要接三通接头，方便空气排出。

5）灌注液用 400～600ml 血浆，既可排出供肝内存余的 UW 液，又可达到排气的目的。灌注时要注意灌注的速度，速度调节器由台上医师控制，视吻合速度来调节。

6）植入供体器官前，先清点缝针、纱球、纱块等细小用物，以免细小用物遗留在供肝底面。

7）术野深部结扎应用长弯带线针，绑线时给操作者喷水湿手。

8）肝移植吻合口多，使用的缝针多，注意保管好台上缝针，保留进口线包装，以便清点或查找。

9）提醒医师取供肝活检，检查供肝质量，排除供肝原有病变。

10）供体血管用无菌手套装好，注明日期、血型交医师带走。

（3）巡回护士配合要点

1）体位：肋缘下垫高，利于显露术野，分离肝膈面，床头抬高 15°～20°。

2）关腹前取出垫枕，减轻伤口张力，便于止血。

3）注意保暖，术中输血、输液必须经过加温设备处理。

4）麻醉成功后，立即使用血浆、冷沉淀、血小板、凝血酶原复合，尽快调整患者机体的凝血功能。

5）专人监看术中肝灌注，勿使液体滴空，注意排气和及时更换血浆。

6）开腹时才能使用诺其：诺其为重组人凝血因子Ⅶa，能与组织因子结合使纤维蛋白原转换纤维蛋白形成止血栓。在血管壁损伤的局部，凝血因子Ⅶa 与组织因子/磷脂形成复合质，处于激活状态，从而起到止血的作用。静脉注射给药的起始剂量为 90g/kg 或遵医嘱。

7）术中输液以勃脉力 A 为主，不能输注乳酸林格液，因为病肝不能转化乳酸造成酸中毒。

8）术中无肝期应使用乙肝病毒免疫球蛋白，先慢滴 5 分钟，观察有无不良反应再继续使用。

9）使用任何药物前都要先知会医师，双方确认无误后方可执行；术中用药须有详细记录。

10）转流管用胶布固定于床垫下床缘处，勿打折，术毕拔除转流管后，方可松夹管钳，拔管后沙袋按压 10 分钟，弹力胶布固定伤口。

15. 随着临床新一代免疫抑制药的应用，使肾移植手术成功率大大提高，肾移植已成为治疗慢性肾衰竭患者的有效手段。亲属活体肾移植是解决当前器官匮乏最重要的途径，活体供肾的切取是亲属活体肾移植手术中的重要环节，其手术技术要求相对高、手术风险大，其关键护理技术与配合有以下几个方面。

（1）供肾修整的配合注意要点

1）灌注盆内倒入生理盐水，充分泡没冰块，并置一纱布垫在冰块上，以防冰块粘连肾组织。

2）核对供体姓名及血型，并做好记录。

3）灌注液的温度保持在 0～4℃（500ml 结冰肾灌注液解冻后，液体中仍有一鸡蛋大小的冰块），灌注压力为 8.0~12.5kPa（即灌注液离肾灌注盆高度为 80~100cm）。以免引起血管内膜损伤。

（2）肾移植术器械护士配合注意要点

1）术前检查血管吻合器械的性能是否良好，如哈巴狗和心耳钳回弹力是否良好。

2）分离髂血管时，提前准备好"花生米"做钝性分离血管。

3）保持肾低温，吻合时供肾要置于碎冰的冰袋内。

4）吻合血管整个过程中冲洗吻合口要用肝素盐水。

（3）肾移植巡回护士配合注意要点

1）药物的管理：熟悉各种药物的用途、给药的方法及使用时间，尤其是免疫抑制药。例如，塞尼哌是一种新型单克隆抗体，可预防肾移植后的急性排斥反应，应在手术开始时才给药；20%甘露醇 250ml 在开放前 30 分钟快速静脉输注完毕。

2）递供肾时，应两人共同核对供肾与受体的姓名、血型及交叉配型结果。

3）移植肾血管开放前，中心静脉压维持在 $10cmH_2O$，动脉收缩压维持在 16kPa 以上，保证移植肾的有效灌注。

（4）活体供肾切取时的配合注意要点

1）游离肾动脉时及时给予 2%利多卡因局封动脉，扩张肾动脉，减轻肾动脉痉挛，保证肾脏血供。

2）切取肾脏前先静脉注射肌苷、呋塞米 20mg，保护肾功能，使其处于泌尿状态。

3）阻断肾动脉、肾静脉前，有时需静脉注射肝素 12.5mg，使全身处于低凝状态，预防供肾微动脉血栓形成。

4）如使用肝素者，供肾切除后立即静脉注射鱼精蛋白 25mg 中和肝素。

5）合理安排受体移植时间，缩短供肾冷缺血时间，对保证手术成功及肾移植受者长期存活具有重要意义。

（马育璇　朱映霞）

附　录

附录1　手术安全核查表

病区_____　　姓名_____　　性别_____年龄_____　　住院号_____

术前诊断_____　　手术日期_____　　手术间_____　择期□　急诊□

手术名称_____

手术体位_____手术者_____第一助手_____麻醉方式_____手术起止时间_____

麻醉实施前	手术开始前	患者离开手术室前
患者姓名、性别、 年龄正确：　　　是□ 否□	患者姓名、性别、 年龄正确：　　　是□ 否□	患者姓名、性别、 年龄正确：　　　　是□ 否□
手术方式确认：　　是□ 否□	手术方式确认：　　是□ 否□	实际手术方式确认：是□ 否□
手术部位与标识正确：是□ 否□	手术部位与标识确认：是□ 否□	手术用药、输血的核查：
手术知情同意：　　是□ 否□	**手术、麻醉风险预警：**	是□ 否□
麻醉知情同意：　　是□ 否□	手术医师陈述：预计手术时间 □	手术用物清点正确：　是□ 否□
麻醉方式确认：　　是□ 否□	预计失血量 □	手术标本确认：　　　是□ 否□
麻醉设备安全检查完成：	手术关注点 □	冰冻□　送病理□　无标本□
是□ 否□	术中特殊用物 □	皮肤是否完整：　　是□ 否□
皮肤是否完整：　是□ 否□	其他 □	记录：_____
记录：_____	麻醉医师陈述：　麻醉关注点 □	使用充气式止血带：　是□ 否□
术野皮肤准备正确：是□ 否□	其他 □	**各种管路：**　　外周静脉 □
静脉通道建立完成：是□ 否□	手术护士陈述：物品灭菌合格 □	深静脉 □　　　动脉通路 □
患者是否有过敏史：是□ 否□	仪器设备 □	胃管 □　　　　气管插管 □
抗菌药物皮试结果：有□ 无□	术前术中特殊用药情况 □	尿管 □　　　　伤口引流 □
术前备血：　　　有□ 无□	其他 □	**术中出入量：**　详见麻醉记录 □
假体□/体内植入物□/影像资料□	是否需要相关影像资料：	**患者去向：**
仪器设备是否到位：是□ 否□	是□ 否□	麻醉复苏室 □　　　病房 □
其他：_____	其他：_____	SICU　　　　□　　　其他 □
		其他：_____
麻醉医师签名：_____	**手术医师签名：**_____	**巡回护士签名：**_____

术中特殊记录

时　间	内　容	签　名

班　　次 ＿＿＿＿＿＿＿＿＿　＿＿＿＿＿＿＿＿＿　＿＿＿＿＿＿＿＿＿

器械护士 ＿＿＿＿＿＿＿＿＿　＿＿＿＿＿＿＿＿＿　＿＿＿＿＿＿＿＿＿

巡回护士 ＿＿＿＿＿＿＿＿＿　＿＿＿＿＿＿＿＿＿　＿＿＿＿＿＿＿＿＿

手术风险分级评估表

项　目	分　级	分　值	评　分	签　名
手术切口清洁程度	0_I类切口(清洁切口) □　　Ⅰ类切口(清洁切口) □	0	＿分	手术医师签名：
	0_{II}类切口(可能污染切口) □　　Ⅱ类切口(可能污染切口) □	1		
	0_{III}类切口 (污染切口) □　　Ⅲ类切口(污染切口) □			
手术持续时间	T_1：手术持续时间≤3 小时 □	0	＿分	
	T_2：手术持续时间>3 小时 □	1		＿＿＿＿
麻醉前病情分级	Ⅰ：体格健康，发育营养良好，各器官功能正常 □	0	＿分	麻醉医师签名：
	Ⅱ：除外科疾病外，有轻度并存病，功能代偿健全 □			
	Ⅲ：并存病较严重，体力活动受限，但尚能应付日常活动 □	1		
	Ⅳ：并存病严重，丧失日常活动能力，经常面临生命威胁 □			
	Ⅴ：无论手术与否，生命难以维持 24 小时的濒死患者 □			＿＿＿＿
手术风险分级评估：手术切口清洁程度+麻醉前病情分级+手术持续时间= 　　分				
NNIS 分级：0-□　　1-□　　2-□　　3-□				

手术医师、麻醉医师按照表中项目分别对患者进行评估，在相应"□"打"√"，在评分栏内评分并签名。由手术医师根据各项得分计算手术风险分级，总分 0 分为 NNIS-0 级，1 分为 NNIS-1 级，2 分为 NNIS-2 级，3 分为 NNIS-3 级，在相应"□"打"√"。

植入材料标识

植入体内医疗器械名称	
厂　家	
植入物标识、生物监测结果、手术包灭菌标识等粘贴处：	

附录 2　手术室护士职责审核评分标准

岗位管理：**A**. 及时补充、整理、无过期、无堆积

    B. 1 次没补充

    C. 2 次没补充

    D. 3 次以上不及格

洗手配合：**A**. A1：主动；A2：物品准备齐全；A3：手术台管理；A4：清点；

    A5：术后物品清理；A6：病理留送正确一项

    B. A 项中一项不达标

    C. A 项中二项不达标

    D. A 项中三项及以上不达标

巡回工作：**A**.　A1：巡回工作流程合理、主动

     A2：物品准备齐全

     A3：手术间管理（按巡回护士职责）

     A4：清点

     A5：术后物品清理

     A6：病理留送正确一项

     A7：患者管理安全舒适（包括体位）

     A8：收费

     A9：贵重物品损坏或遗失

    B. A 项中二项不达标

    C. A 项中三项不达标

    D. A 项中五项及以上不达标

医护沟通：**A**. 沟通好、配合默契、无投诉

    B. 沟通好、配合欠默契，无投诉

    C. 沟通欠缺、配合欠默契，无投诉

    D. 有投诉

同事间合作：**A**. 工作积极、有条理、圆满完成班内工作，互相帮助

     B. 工作有条理、完成自己份内工作，无意识帮助同事

     C. 工作能力、条理性一般，勉强完成份内工作、工作态度较好

     D. 工作被动、工作态度差，同事间有投诉

附录 3 手术室护士职责审核表

日期	姓名	岗位管理	洗手配合	巡回工作	医护沟通	同事间合作	其他	结果